生命
百科

常见的疾病

生命百科编委会　编著

中国大百科全书出版社

图书在版编目（CIP）数据

常见的疾病 / 生命百科编委会编著 . -- 北京 ： 中国大百科全书出版社，2025. 1. --（生命百科）.
ISBN 978-7-5202-1824-5

Ⅰ. R4-49

中国国家版本馆 CIP 数据核字第 20251XF480 号

总 策 划：刘 杭 郭继艳
策划编辑：王 阳
责任编辑：王 阳
责任校对：邵桄炜
责任印制：王亚青
出版发行：中国大百科全书出版社有限公司
地 址：北京市西城区阜成门北大街 17 号
邮政编码：100037
电 话：010-88390811
网 址：http://www.ecph.com.cn
印 刷：唐山富达印务有限公司
开 本：710mm×1000mm 1/16
印 张：10
字 数：100 千字
版 次：2025 年 1 月第 1 版
印 次：2025 年 1 月第 1 次印刷
书 号：ISBN 978-7-5202-1824-5
定 价：48.00 元

总　序

　　这是一套面向大众、根植于《中国大百科全书》第三版（以下简称百科三版）的百科通俗读物。

　　百科全书是概要记述人类一切门类知识或某一门类知识的完备的工具书。它的主要作用是供人们随时查检需要的知识和事实资料，还具有扩大读者知识视野和帮助人们系统求知的教育作用，常被誉为"没有围墙的大学"。简而言之，它是回答问题的书，是扩展知识的书。

　　中国大百科全书出版社从 1978 年起，陆续编纂出版了《中国大百科全书》第一版、第二版和第三版。这是我国科学文化建设的一项重要基础性、标志性、创新性工程，是在百年未有之大变局和中华民族伟大复兴全局的大背景下，提升我国文化软实力、提高中华文化国际影响力的一项重要举措，具有重大的现实意义和深远的历史意义。

　　百科三版的编纂工作经国务院立项，得到国家各有关部门、全国科学文化研究机构、学术团体、高等院校的大力支持，专家、学者 5 万余人参与编纂，代表了各学科最高的专业水平。专家、作者和编辑人员殚精竭虑，按照习近平总书记的要求，努力将百科三版建设成有中国特色、有国际影响力的权威知识宝库。截至 2023 年底，百科三版通过网站（www.zgbk.com）发布了 50 余万个网络版条目，并陆续出版了一批纸质版学科卷百科全书，将中国的百科全书事业推向了一个新的高度。

　　重文修武，耕读传家，是我们中国人悠久的文化传承。作为出版人，我们以传播科学文化知识为己任，希望通过出版更多优秀的出版物来落实总书记的要求——推动文化繁荣、建设中华民族现代文明，努力建设中国式现代化强国。

为了更好地向大众普及科学文化知识，我们从《中国大百科全书》第三版中选取一些条目，通过"人居环境""科学通识""地球知识""工艺美术""动物百科""植物百科""渔猎文明""交通百科"等主题结集成册，精心策划了这套大众版图书。其中每一个主题包含不同数量的分册，不仅保持条目的科学性、知识性、准确性、严谨性，而且具备趣味性、可读性，语言风格和内容深度上更适合非专业读者，希望读者在领略丰富多彩的各领域知识之时，也能了解到书中展示的科学的知识体系。

衷心希望广大读者喜爱这套丛书，并敬请对书中不足之处给予批评指正！

《中国大百科全书》编辑部

"生命百科"丛书序

　　生命的诞生源自生物分子的出现，历经生物大分子、细胞、组织、器官、系统至个体、种群、人类的过程。在宏观进化链中，生物进化范畴的最顶端是人类的出现。

　　从个体大小上讲，生命体有高大的木本植物，有低矮的草本植物，还有能引起人类或动植物疾病的真菌、细菌、病毒等微生物。从生活空间上讲，生命体有广布全球的鸟，有在水中自由自在的鱼等。从感官上讲，生命体有香气宜人的植物，也有赏心悦目的花。从发育学上讲，有变态发育的动物（胚胎发育过程中形态结构和生活习性有显著变化的动物，也称间接发育动物），如昆虫；也有直接发育的动物（胚后发育过程中幼体不经过明显的变化就逐渐长成成体的动物），如包括人类在内的哺乳动物、鸟类、鱼类和爬行类等。有的生命体还是治疗其他动植物疾病的药，如以药用动植物为主要原料的药物等。为维持生命体健康地生长与发育，认识疾病、诊断疾病、治疗疾病很有必要。

　　为便于读者全面地了解各类生物，编委会依托《中国大百科全书》第三版生物学、作物学、园艺学、林业、植物保护学、草业科学、渔业、畜牧、现代医学、中医药等学科内容，组织策划了"生命百科"丛书，编为《常见木本植物》《常见草本植物》《香气宜人的植物》《赏心悦目的花》《广布全球的鸟》《自由自在的鱼》《变态发育的昆虫》《认识人体》《常见的疾病》《常见的疾病诊断方法》《治疗百病的药——

现代药》《治疗百病的药——中医方剂》等分册,图文并茂地介绍了各类生命体及与人类健康相关知识。

希望这套丛书能够让更多读者了解和认识各类生命体,起到传播生命科学知识的作用。

生命百科丛书编委会

目　录

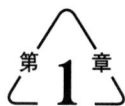

第1章

外科病证

骨质疏松症

骨质疏松症是由于骨强度降低、脆性增加从而导致易于发生骨折的代谢性骨病。其特征是骨组织微结构退变和骨量减少，分为原发性和继发性两个大类。二者的病因有所不同，原发性骨质疏松症主要由于年龄因素和女性绝经引起的性激素水平降低所导致，继发性骨质疏松症则常由内分泌代谢疾病或全身性疾病引起。

◆ 病因

骨质疏松症的病因可分为骨吸收增加和骨形成减少。导致上述两种现象发生的各方面因素都会引起骨丢失和骨质量的下降，使骨脆性增加，因而发生骨折。与骨吸收相关的因素包括性激素和活性维生素 D 的缺乏、甲状旁腺激素（PTH）的增高，与骨形成相关的因素包括峰值骨量的降低和骨重建功能的衰退。

◆ 临床表现

骨质疏松症的临床表现包括：①骨痛。轻度骨质疏松症患者常无自觉症状出现，或仅有少量阳性影像学表现。随病情逐渐加重，患者可诉腰背部疼痛、肢体乏力或全身性骨痛等症状。骨痛常在活动或劳累后加重，通常无固定部位，为弥漫性，因此检查无法找到固定压痛点。此外，严重时可有负重能力降低，甚至出现活动受限。②骨畸形。随着病情逐渐加重，患者可出现脊柱畸形、肢体伸展受限的相关表现。严重者可出现胸椎的压缩性骨折，累及呼吸系统的正常运动，导致上呼吸道和肺部的感染。腰椎压缩性骨折的患者可合并胃肠道功能紊乱，出现食欲过低、腹胀、便秘等胃肠道症状。③骨折。自发性骨折或轻微活动诱发的骨折称为脆性骨折。好发部位多位于胸腰椎、髋部以及手臂。骨折发生后常出现局部的剧烈疼痛，被迫采用被动体位。老年性骨质疏松症患者常在下蹲或摔倒时出现股骨颈骨折，因长期卧床伴随骨量丢失，往往预后不良。

◆ 诊断

　　骨质疏松症的诊断包括：①存在骨质疏松症家族史、既往出现过脆性骨折的患者都应考虑此病，相关的高风险因素还有绝经、长期营养不良等。②双能 X 线骨密度检测是诊断骨质疏松症的"金标准"（指临床上对某种疾病或健康状态准确可靠的诊断方法），受试者骨密度低于正常年轻成人平均峰值骨密度的标准值 2.5 个标准差即可诊断为骨质疏松症，伴有骨松骨折则可诊断为严重骨质疏松症。③骨代谢转化率评价。骨代谢生化指标一般分为骨吸收指标和骨形成指标两类，前者主要有 I 型胶原交联羧基末端肽、吡啶啉、脱氧吡啶啉、抗酒石酸酸性磷酸酶等，后者主要包括碱性磷酸酶、骨钙素等。女性绝经后的骨质疏松症多数情况为高转换型，而其他的老年性骨质疏松症多为正常转换型或低转换型。

◆ 治疗

骨质疏松症的一般治疗方案包括规律积极地进行体育锻炼，纠正不良生活习惯，改善营养状况。除此之外，还可适当地进行钙剂和维生素D的补充，并且避免服用可能导致骨质疏松症的药物和对症治疗。

骨质疏松症的特殊治疗手段包括性激素补充疗法、降钙素治疗、二磷酸盐治疗、氟化物治疗、甲状旁腺激素治疗以及雄激素治疗等。

急性阑尾炎

急性阑尾炎是发生于阑尾的急性非特异性炎症，是外科中的常见病，也是最多见的急腹症。阑尾自身解剖特点为一细长盲管，腔内富含微生物，肠壁内有丰富的淋巴组织，容易发生感染。

◆ 病因

导致急性阑尾炎的原因包括淋巴滤泡增生、肠石及异物等导致的阑尾管腔阻塞，细菌入侵，阑尾先天畸形等。

◆ 临床表现

急性阑尾炎的临床表现为逐渐发生的上腹部或脐周围隐痛，数小时后腹痛转移至右下腹部并有典型的右下腹压痛。常伴有食欲不振、恶心或呕吐，发病初期，除低热、乏力外多无明显的全身症状。急性阑尾炎若不早期治疗，可以发展为阑尾坏疽及穿孔，并发局限性或弥漫性腹膜炎。急性阑尾炎有 1% 以下的死亡率，发生弥漫性腹膜炎后的死亡率为 5% ～ 10%。

◆ **治疗与鉴别**

急性阑尾炎诊断不困难，但需注意与其他急腹症鉴别，如胃十二指肠溃疡穿孔、右侧输尿管结石、急性肠系膜淋巴结炎及妇产科疾病。一旦诊断明确，应急诊手术将病变的阑尾切除。不能接受手术治疗者或伴其他器质性疾病有手术禁忌证者，可考虑选择有效的抗生素治疗，但仅适用于单纯性阑尾炎及急性阑尾炎早期。

腰椎间盘突出症

腰椎间盘突出症是因腰椎间盘劳损变性、纤维环破裂、髓核组织突出刺激或压迫相应水平的神经根、脊髓等引起的综合征。

◆ **病因**

腰椎间盘突出症是引起腰背痛及下肢痛的常见病因，其主要是由于腰椎间盘退变、纤维环产生不可逆的破裂，髓核膨出或突出后刺激到由脊髓发出的神经所引起的一系列表现，是临床中较为多见的一种脊柱退行性疾病。其主要表现为下背疼，由坐骨神经引起的下肢放射性疼痛及麻木等症状。腰椎间盘突出症的好发年龄在 20 ～ 50 岁，男女发病比例为（4 ～ 6）：1。患者往往具有经常弯腰劳动或长期久坐的习惯。该病首发表现往往是在半弯腰持重或突然扭腰过程中发生。95% 左右的病变节段发生在腰 4 ～ 5 和腰 5 ～骶 1 间隙。从事重体力劳动者和驾驶员等，由于长期固定体位以及腰椎受压过重，亦属好发人群。其他诸如高龄、妊娠、有家族史、腰骶部先天发育异常者，也是好发人群。

◆ **临床表现**

腰椎间盘突出症主要表现为腰痛、下肢放射痛、间歇性跛行及马尾综合征等。

腰痛是大多数患者所具有的症状，常为首发症状，多数患者先有反复的腰痛，此后出现腿痛。部分患者腰痛与腿痛同时出现，也有部分患者只有腿痛而无腰痛。腰椎间盘突出症所引发的腰痛是由于突出的椎间盘顶压纤维环外层、韧带，刺激椎管内的神经所致。坐骨神经疼痛多为逐渐发生，具有放射性，由臀部沿大腿后方向小腿及足背部放射。有的患者为了缓解疼痛，常表现为行走时向前倾斜，卧床时取弯腰侧卧屈髋屈膝位。

下肢放射痛是当腰椎间盘突出刺激了本体感觉和触觉纤维，引起肢体麻木，麻木感觉区按照神经支配区域分布。下肢肌力下降（乏力），腰椎间盘突出使神经根受损，导致其所支配的肢体出现轻重不一的麻痹症。轻则肌力下降，重则失去运动功能，但直接造成肢体截瘫者较为少见。

间歇性跛行是腰椎管狭窄的特异性表现，具体表现为患者行走时，随着距离增加出现腰背痛或患侧下肢放射痛或麻木加重，蹲着或坐着休息症状可以减轻，再行走一段距离后症状又出现。

马尾综合征是腰椎间盘突出压迫患者的马尾神经，出现大小便功能障碍，鞍区感觉异常，急性发病时作为急症手术的指征。

◆ **诊断**

对典型病例的诊断，结合病史、查体和影像学检查，一般使用腰椎 X 线平片、计算机断层扫描（CT）与磁共振成像（MRI）。如仅有 CT、MRI 表现而无临床症状，不应诊断本病。

◆ 治疗

对于症状较轻、病程较短的患者首选非手术治疗（包括日常生活管理、康复训练以及药物治疗等）。对于保守治疗无效或严重影响生活的患者，依据病情进行脊柱微创技术治疗，尤其是经皮脊柱内镜治疗。而对于部分病情严重、无微创技术治疗适应证的患者，可以考虑开放手术治疗。

开放性手术

腰椎后路突出椎间盘摘除术：根据病变的程度和范围可选择半椎板切除术或全椎板切除术。腰椎后路突出椎间盘摘除术单纯切除突出间盘组织，不进行椎间融合，因此术中应尽量减少对脊柱结构的破坏，保护脊柱稳定性。术后从事重体力劳动会增加复发风险。

腹膜后入路椎间盘切除术：腹膜后入路椎间盘切除术是一种间接减压的手术方式，优势在于能够从前路切除间盘，避免破坏脊柱后方结构，但其无法直接摘除突出间盘组织，对于非包含型腰椎间盘突出症的患者不适用。由于血管损伤等风险，此手术临床开展较少，但对于翻修手术患者，腹膜后入路椎间盘切除术可以作为一种手术选择。

微创手术

显微内窥镜腰椎间盘切除术（MED）的出现代表脊柱外科手术从开放式走向微创化。尽管其手术操作技术复杂，有较长的学习曲线，但安全性和有效性与开放手术相当，且对患者的手术创伤明显小于开放手术，可作为开放手术的替代方案。适应证包括单侧下肢持续性放射痛、麻木或无力；神经根受压定位明确；客观影像学资料证实为单间隙单侧椎间盘突出，正规保守治疗 6 周无效等。①显微腰椎间盘切除术，是指通过采用显微外科技术和特殊器械，对突出的腰椎间盘作精细的切除。手术切口短、组织损伤少、术后患者恢复迅速。②经皮内镜腰椎间盘切除术，是最具代表性的微创脊柱手术，其与开放手术、显微或显微内窥镜腰椎间盘切除术相比，具有相同甚至更优的手术减压效果，同时较好地保护脊柱后方结构和脊柱稳定性，患者创伤小，恢复快。适应证包括：各种保守方法无效的；极外侧椎间盘突出者；单纯椎间盘突出没有明显钙化，明显椎管狭窄者；突然发病，神经根症状为主的椎管狭窄。③经皮穿刺介入手术，包括经皮椎间盘切吸术、经皮椎间盘消融术及射频消融髓核成形术等。其工作原理是通过降低椎间盘内压力，使膨出或突出组织回缩，减轻神经根压迫。主要针对包含型腰椎间盘突出症患者，不适用于游离或脱出型的椎间盘突出。

腰椎融合术

多项研究表明，腰椎退变性疾病行腰椎融合术治疗后会对邻近节段产生不良影响，导致邻近节段退变和病变，增加腰椎的再手术率并影响最终手术效果。因此，不推荐在常规椎间盘切除术中加入腰椎融合术。但在某些情况下可选择腰椎融合术，如：当腰椎间盘突出与脊柱不稳定、慢性腰痛或严重的退行性变化相关时；患者参与繁重的体力劳动；巨大椎间盘突出、腰椎不稳；间盘退变严重，终板破坏；复发性腰椎间盘突出，尤其是合并腰椎不稳、畸形或慢性腰背痛。

腰椎人工椎间盘置换术

腰椎人工椎间盘置换术具有术后可实现较早活动、持续疼痛缓解和改善身体功能的优势，且邻椎病发病率低。通过外侧入路的腰椎人工椎间盘置换术是一种安全有效的治疗方法。腰椎人工椎间盘置换术适应证主要包括腰椎椎间盘源性腰痛，如包容型腰椎间盘突出症等。对其是否适用于非包容型椎间盘突出和有严重神经压迫症状的腰椎间盘突出患者，仍需进一步的临床研究验证。

机器人辅助腰椎手术

随着微创手术器械、外科导航手术系统、手术机器人等设备的发展和医师手术技术的提高，已经可以使用机器人引导下的微创精准外科手术治疗腰椎退变疾病，包括以色列 MAZOR 机器人引导系统、美国达·芬奇机器人系统，以及国产的"天玑"骨科手术机器人等已应用于骨科手术。机器人辅助腰椎手术具有创伤小，术后疼痛轻、引流量少、恢复快，置入螺钉更加精确的优势，但存在手术成本高的缺点。随着机器人在脊柱外科应用的不断增多，将成为脊柱外科手术现有技术的有力补充，在提高手术精准度、减少手术失误、培养临床医师等方面发挥重要作用。

便　秘

便秘是因粪便在结肠存留时间过久，水分含量降低，从而干燥、坚硬、量少且不易排出的现象。

正常的排便习惯因人而异，可每天排便三四次，也可每三四天排便一次，但正常情况下大便成形，不干燥，不坚硬。排便需要 3 个条件：

①饮食量及食物所含的纤维量适当，水的入量要够。②胃肠道无梗阻，消化、吸收、蠕动正常。③有正常的排便反射，腹肌及膈肌有足够的力量协助排便动作。当上述条件不能具备时，便会发生便秘。

◆ **病因**

常见的长期便秘是习惯性便秘，老年人因腹肌无力也常发生慢性便秘。急性便秘则多见于肠梗阻。便秘可由多种病因导致，因此常有其原发病特有的临床表现。

◆ **诊断**

根据临床表现，进行以下检查以做出诊断。疾病引起者，腹部检查可发现腹部胀气，右下部可触到乙状结肠、降结肠或横结肠积存的粪便。结肠痉挛时，触到痉挛的结肠似腊肠状，光滑，移动度大，有时有轻压痛，用手按一段时间后包块自动消失。在幽门梗阻、急性胃扩张时，上腹部腹胀较明显，可见胃型，有时可能见到胃蠕动，有振水音。在小肠梗阻时，腹部可见肠型，肠鸣音亢进。因腹部炎症引起肠麻痹时为全腹胀，有压痛及反跳痛，肠鸣音减弱或消失。肛门指诊对于便秘患者（如肛门狭窄、内痔、直肠癌患者）可提供重要的诊断线索。直肠便秘时可触到大而坚硬的粪块；若直肠空虚，则为结肠便秘。实验室检查中有些粪便检查对区分便秘的部位及病因有帮助。直肠便秘者粪坚硬、粗大，因在直肠停留过久引起直肠炎，粪外可附有黏液。结肠便秘时大便呈球状。怀疑为肠梗阻时，口服钡剂进行 X 射线检查应视为禁忌，因其可引起严重梗阻，加重病情。钡剂灌肠检查可确定结肠病变的部位、范围和性质。纤维内窥镜检查对各种原因引起的胃部及结肠病变有很大诊断价值，可以看到病变的部位、性质，并可以取活组织检查，进一步确定诊断。

◆ **治疗**

习惯性便秘者要多吃蔬菜、水果和其他富含纤维的食物，多饮水，养成每天定时排便的习惯，增强体育锻炼。对顽固性便秘者可选用适当的泻药治疗。手术治疗主要针对粪便在输送和排出过程中的两种缺陷：出口型梗阻型便秘需依据出口梗阻的原因做出相应处理，慢传输型便秘则需切除无传输力的结肠。

痔

痔是人体肛门部位血管、肌纤维和皮下组织的扩张、感染、充血、纤维化病变。

◆ **分类**

痔有 3 种：①内痔位于齿状线以上，是由于肛垫向下过度移位，其内的纤维间隔断裂，血管丛扩张、融合和动静脉交通支开放所致。②外痔为齿状线以下的静脉丛扩张，由皮肤敷盖。③混合痔，即一个内痔和相应部位的外痔相连通并融合。其中内痔最常见。

◆ **病因**

痔的病因主要包括：①习惯性便秘。粪便秘结，再加上排便时过度用力，导致肛垫移位，久后不能复位，形成内痔，可发展为混合痔。外痔的发生也和便秘有关。②肛管慢性感染使静脉丛本身及周围组织慢性炎症浸润及纤维化。③遗传因素。肛周静脉壁先天性薄弱，容易发生扩张，发展成痔。④妊娠时子宫增大使腹内压增高，同时盆腔也充血，均促使痔发生或使原有的痔加重。⑤长期饮酒和进食大量刺激性食物可使局部充血。

◆ **临床症状**

内痔临床症状主要包括：①大便带血，在排便时发生，便血量一般不大，但也可呈喷射状，出血在排便后不久即止，称 I 度内痔。②内痔脱出至肛门外，便后自行还纳，称 II 度内痔。③内痔脱出需用手托回，称 III 度内痔。④如用手托仍不能还纳，则为 IV 度内痔。多个混合痔可呈花环状脱出。外痔常无明显症状，若有血栓形成或皮下出血，则产生剧痛。

◆ **诊断和治疗**

内痔的诊断主要借助肛门镜，可看到增大的痔核呈淡蓝色半球状隆起。症状不典型时，应结合肛门指诊以及钡灌肠或结肠镜检查，以免漏诊更为严重的疾病（主要是直肠癌）。治疗上 I 度和 II 度内痔采用一般治疗，保持大便通畅，热水坐浴，使用黏膜保护栓剂。便血较重可注射硬化剂，如 5% 鱼肝油酸钠，使痔核硬化萎缩。III、IV 度内痔及花环痔应手术治疗，目的是消除症状，而无须根治，尽量保留正常组织。外痔急性血栓形成，则需立即切开，取出血块，一般外痔多无须特殊治疗。

第 **2** 章

内科病证

窦性心律失常

当激动起源于窦房结，但是不符合正常窦性心律的条件时则诊断为窦性心律失常。

由窦房结发出激动所形成的心律称为窦性心律。窦性心律是正常心律。窦性心动过速、窦性心动过缓、窦性心律不齐、窦房传导阻滞及病态窦房结综合征等均属窦性心律失常。

◆ 窦性心动过速

窦性心动过速指正常成人窦性心律频率＞ 100 次 / 分。常见于运动、情绪激动、发热、甲状腺功能亢进、贫血、失血、心肌炎和拟肾上腺素类药物作用等情况。

◆ 窦性心动过缓

窦性心动过缓指窦性心律频率＜ 60 次 / 分。老年人和运动员心律相对较缓。颅内压增高、甲状腺功能低下或使用 β- 受体阻滞剂等可引起窦性心动过缓。窦性心动过缓低于 40 次 / 分较少见。

◆ 窦性心律不齐

窦性心律不齐指窦性心律的起源未变，但节律不整。窦性心律不齐常与窦性心动过缓同时存在。较常见的一类心律不齐与呼吸周期有关，称呼吸性窦性心律不齐，多见于青少年，一般无临床意义。另有一些比较少见的窦性心律不齐与呼吸无关，如与心室收缩排血有关的（室相性）窦性心律不齐、窦房结内游走性心律不齐等。

◆ **窦房传导阻滞**

窦房传导阻滞指窦房结的激动不能正常地通过窦房连接区传出到达左右心房，使窦房传导时间延长，或使心房及心室发生 1 次或多次漏搏，甚至窦房结激动完全不能传出。窦房传导阻滞可分为 3 度，其中一度和三度窦房传导阻滞在体表心电图上无法诊断，仅有二度窦房传导阻滞可在心电图上做出诊断。

◆ **病态窦房结综合征**

病态窦房结综合征的主要心电图表现有：①持续的窦性心动过缓，心率＜ 50 次 / 分，且不易用阿托品等药物纠正。②窦性停搏或窦房传导阻滞。③在显著的窦性心动过缓基础上，常出现室上性快速心律失常（房速、房扑、房颤等），又称为慢 - 快综合征。④如病变同时累及房室交界区，发生窦性停搏时，可长时间不出现交界性逸搏，或伴有房室传导障碍，此时称为双结病变。

肺 炎

肺炎是终末气道、肺泡和肺间质的炎症。

◆ **病因**

肺炎可由病原微生物、理化因素、免疫损伤、过敏或药物等引起。

各种致病微生物引起的肺炎,如病毒、立克次氏体、支原体、衣原体、细菌等,占肺炎总数的80%以上。这里主要讨论由于病原微生物感染而导致的肺炎。

◆ 发病机制

正常的呼吸道免疫防御机制使气管隆突以下的呼吸道保持相对无菌状态。若病原体数量多,毒力强和/或宿主呼吸道局部或全身免疫功能损害,即可发生肺炎。多数肺炎通过气道吸入病原微生物所致,少数情况下机体其他部位的感染可通过血流扩散到肺部。病原体到达下呼吸道后,引起肺泡毛细血管充血、水肿,肺泡内纤维蛋白渗出及细胞浸润,发生肺炎。

◆ 分类

肺炎按解剖可分为大叶性肺炎、小叶性肺炎和间质性肺炎。按病因可分为感染性肺炎和非感染性肺炎,前者包括细菌性肺炎、病毒性肺炎、非典型肺炎(如支原体、衣原体、军团菌等感染导致的肺炎)、真菌性肺炎等,后者如放射性肺炎、过敏性肺炎、类脂质肺炎等。感染性肺炎按照患病环境又可分为社区获得性肺炎(community acquired pneumonia; CAP)和医院获得性肺炎(hospital acquired pneumonia; HAP)。CAP是指在医院外罹患的感染性肺实质炎症,包括具有明确潜伏期的病原体感染而在入院后平均潜伏期内发病的肺炎。CAP常见病原体为肺炎链球菌、支原体、衣原体、流感嗜血杆菌和呼吸道病毒。HAP是指患者入院时不存在,也不处于潜伏期,而于入院48小时后在医院发生的肺炎,包括HAP呼吸机相关性肺炎(ventilator associated pneumonia; VAP)。HAP大多由细菌引起,主要病原菌以革兰氏阴性菌为主,约占60%,

常见的有铜绿假单胞菌、肺炎克雷伯杆菌、大肠杆菌等；常见的革兰氏阳性菌为金黄色葡萄球菌、肺炎链球菌等。

◆ **临床表现**

肺炎的症状变化较大，可轻可重，取决于病原微生物的致病性和宿主的免疫状态。常见症状包括发热，咳嗽、咳痰，伴或不伴胸痛。肺炎病变范围广泛者可出现呼吸困难和发绀。早期肺部体征可无明显异常，肺实变时出现叩诊浊音、语颤增强和支气管呼吸音等，或可闻及干性或湿啰音。并发胸腔积液者，患侧胸部呼吸音减弱、叩诊浊音，语颤减弱。胸部 X 线或者电子计算机断层扫描（CT）检查可见不同程度的浸润、实变、间质性改变或伴胸腔积液等。

◆ **诊断**

肺炎的诊断步骤包括 3 个方面。

确定肺炎诊断，要把肺炎和临床表现类似肺炎的疾病相鉴别。后者包括上呼吸道感染、急性支气管炎、肺结核、肺脓肿、肺部肿瘤、肺不张、肺栓塞等。

评估病情严重程度。确定肺炎的诊断后，要根据病情的严重程度安排患者的治疗场所。对于轻症并且有良好随访条件的患者，可安排其在门诊治疗；病情较重或没有良好随访条件者，应当住院，甚至住重症监护室（ICU）治疗。对重症肺炎还没有普遍认同的诊断标准，CRB-65/CURB-65 评分、肺炎严重指数（PSI）分级、SMART-COP 评分等均可用于病情评估。《中国成人社区获得性肺炎诊断和治疗指南（2016 年版）》推荐了重症社区获得性肺炎的诊断主要标准及次要标准。其中，主要标准为：①需要有创机械通气。②脓毒休克经积极液体复苏后需要血管活性药物治疗。次要标准：①呼吸频率≥30次/分。②氧合指数≤250毫米汞柱。③多肺叶浸润。④意识障碍和/或定向障碍。⑤血尿素氮≥7.14毫摩尔/升。⑥收缩压＜90毫米汞柱，需要积极液体复苏。符合1项主要标准或3项次要标准以上者可诊断为重症肺炎，应考虑收入ICU治疗。

肺炎的病原学诊断。对于需要住院的，尤其是住ICU的肺炎患者，应当安排适当的病原学检查。只有当明确肺炎的病原后，才能够做到针对性治疗。最常用的病原学检查方法是痰涂片和培养。痰检的关键在于获取合格的痰标本，如每个低倍视野鳞状上皮细胞＜10个、白细胞＞25个或鳞状上皮细胞/白细胞＜1/2.5，可认为是合格痰标本。对于留痰困难的患者，还可采用经纤维支气管镜或人工气道吸引、防污染毛刷，甚至肺穿刺取材。此外，血培养、胸水培养、军团菌和肺炎链球菌尿抗原检测等也是常用的病原学检查方法。

◆ 治疗

尽管经过积极的病原学检查，临床上依然有高达40%～50%的肺炎不能获得病原学诊断。因此肺炎的治疗不能等待病原学结果，而应尽早安排经验性抗感染治疗，对重症肺炎尤应如此。经验性抗感染治疗需要考虑患者年龄、基础疾病和既往用药史、临床特征、疾病严重程度和肝肾功能等，并参考本地区或本单位的肺炎病原流行病学资料，推测可能的病原体，选择恰当的抗菌药物和治疗方案。如后期能获取病原学诊断，则可根据体外药敏试验调整为目标治疗。

重症肺炎的治疗首先应选择广谱的强力抗菌药物，并应足量、联合用药。因为初始经验性治疗不足或不合理，其病死率均明显高于初始治疗合理者。重症肺炎常伴有呼吸衰竭、感染性休克或其他严重的脏器功能障碍，因此除了强有力的抗感染治疗外，呼吸支持、液体复苏等辅助支持治疗也非常重要。

风湿病

风湿病是一组以侵犯关节、骨骼、肌肉、血管及有关软组织或结缔组织为主的疾病，其中多数为自身免疫性疾病。风湿病发病多较隐蔽而缓慢，病程较长，且大多具有遗传倾向。风湿病的诊断及治疗均有一定难度，血液中多可检查出不同的自身抗体，可能与不同人类白细胞抗原（HLA）亚型有关；对非甾体类抗炎药、糖皮质激素和免疫抑制剂有较好的短期或长期的缓解性反应。

◆ 分类

广义上认为凡是引起骨关节、肌肉疼痛的疾病皆可归属为风湿病，至今在风湿病分类上，已有 100 多种疾病，包括了感染性、免疫性、代谢性、内分泌性、遗传性、退行性、肿瘤性、地方性、中毒性等多种原因引起的疾病。狭义上的风湿病仅限于内科与免疫相关范畴的几十种疾病，其中有些病还是跨学科的，如痛风、骨性关节病、感染性关节炎等。

临床上常见的风湿病有 4 大类：①弥漫性结缔组织病。包括类风湿关节炎、幼年型特发性关节炎、红斑狼疮、硬皮病、弥漫性筋膜炎伴或不伴嗜酸性粒细胞增多症、特发性炎性肌病（多发性肌炎、皮肌炎、恶性肿瘤相关多发性肌炎或皮肌炎）、坏死性血管炎和其他型的血管病变（结节性多动脉炎、变应性肉芽肿、超敏性血管炎、肉芽肿性动脉炎、川崎病、白塞病）、干燥综合征、重叠综合征、风湿性多肌痛、复发性脂膜炎、复发性多软骨炎以及结节红斑。②脊柱关节病。包括强直性脊柱炎、赖特综合征、银屑病关节炎以及炎症肠病关节炎。③骨关节炎。包括原发性（周围性、脊柱性）骨关节炎和继发性（先天性、代谢性、外伤性）骨关节炎。④晶体性关节炎。包括痛风、焦磷酸钙沉积症、羟基磷灰石沉积症。

除以上四大类外，其他还有感染性、肿瘤性、代谢性、神经血管性疾病，以及先天性结缔组织病。

◆ 发病机制

包括：①免疫反应。机体对外源性或内源性抗原物质直接或通过巨噬细胞呈递的刺激，使相应 T- 细胞活化，部分 T- 细胞产生大量多种致炎性细胞因子造成各类组织器官不同程度的损伤或破坏；部分 T- 细胞再激活 B- 细胞，产生大量抗体，直接或与抗原结合形成免疫复合物，使组织或器官受到损伤或破坏。此外，由单核细胞产生的单核细胞趋化蛋白（如 MCP-1）等，也可参与炎症反应。大部分风湿性疾病，或由于感染产生的外源性抗原物质，或由于体内产生的内源性抗原物质，可以启动或加剧这种自身免疫反应，血清内可出现多种抗体。②遗传背景。研究证明，一些风湿性疾病，特别是结缔组织病，遗传及患者的易感性和疾病的表达密切相关，研究遗传背景对疾病的早期或不典型病例及预后都有一定的意义，其中人类白细胞抗原（HLA）最为重要。③感染因素。

根据多年来的研究，多种感染因子、微生物产生的抗原或超抗原，可以直接或间接激发或启动免疫反应。④内分泌因子。研究证明，雌激素和孕激素的失调与多种风湿病的发生有关。⑤环境与物理因素。如紫外线可以诱发系统性红斑狼疮（SLE）。⑥其他。一些药品如普鲁卡因酰胺或口服避孕药可诱发系统性红斑狼疮和抗中性粒细胞胞浆抗体（ANCA）阳性小血管炎。

◆ **临床表现**

疼痛

关节、软组织疼痛是风湿性疾病最常见的症状之一。炎性疼痛往往在下午或晚间加重，而机械性损伤的疼痛往往与特殊动作相关。疼痛可以分为局限性或全身性。全身性疼痛可见于风湿性多肌痛、纤维肌痛综合征等。疼痛的定位常需体检来进一步判定。

僵硬和肿胀

僵硬是指经过一段静止或休息后（如清晨），患者试图再活动某一关节时会感到不适，而且想要达到平时的关节活动范围和程度非常困难，常与关节的疼痛、肿胀相伴。骨关节炎表现为起始运动时出现的、为时短暂的僵硬，而类风湿关节炎则是更为持续性的僵硬（晨僵时间常超过1小时）。风湿性多肌痛也可表现为明显的晨僵。

疲乏、乏力和运动困难

疲乏是风湿性疾患最常见也是最容易被忽视的症状。尽管疲乏可以是功能性的，可以见于非炎性风湿病，如纤维肌痛综合征，但对于系统性红斑狼疮、类风湿关节炎等疾患，疲乏可以成为敏感的疾病活动指标。

乏力也常常提示肌炎（肌病）或神经病变，其局部或全身、对称与否、近端或远端分布有助于鉴别诊断。

系统症状

风湿性疾病常有多系统受累，常见发热、体重下降、食欲减退等全身表现。

◆ **实验室检查和辅助检查**

常规检查

风湿病实验室检查包括血尿粪三大常规、血沉、C 反应蛋白、蛋白电泳、免疫球蛋白、补体等常规项目。

特殊检查

自身抗体。在风湿性疾病的范围内应用于临床的自身抗体分为4类，即抗核抗体谱、类风湿因子、抗中性粒细胞胞浆抗体、抗磷脂抗体，对弥漫性结缔组织病的诊断有重要的意义。

人类白细胞抗原 I 类分子 B27（HLA-B27）。HLA-B27 与有中轴关节受累的脊柱关节病存在密切的关联，在强直性脊柱炎患者中，其阳性率高达 90% 以上，亦见于反应性关节炎、赖特综合征等其他疾患，正常人群中也有约 10% 的阳性率。

滑液检查。滑液的白细胞计数有助于区分炎性、非炎性关节病变和化脓性关节炎。当白细胞超过 3000/毫米^2，且中性粒细胞占 50% 以上时，提示炎性关节炎；白细胞（5 ～ 10）万 / 毫米^2 以上，提示化脓性关节炎。在滑液中找到尿酸盐结晶或细菌培养阳性分别有助于痛风、化脓性关节炎的确诊。

影像学检查。X 线检查是最常用的影像学诊断方法，有助于关节病变的诊断和鉴别诊断，亦能随访了解关节病变的演变。计算机断层扫描（CT）可以在一个横断面上准确地显示不同组织密度的微小差异，是观察骨关节及软组织细小病变的较理想的检查方法，多用于强直性脊柱炎的骶髂关节。磁共振成像（MRI）对肌肉、韧带、肌腱、滑膜、软骨、骨的成像有其特点，对软组织损伤、缺血性骨坏死、骨髓炎、脊柱病变以及早期微小的骨侵蚀是灵敏可靠的办法。高频超声对早期的滑膜炎、附着点炎也有重要的诊断参考价值。放射性核素骨扫描通常可提供炎性关节炎、骨肿瘤的信息，但特异性较差。

病理。对诊断困难的病例，病理检查可以协助确诊，如皮肤、唇腺、肝、肾、关节滑膜、血管、肌肉、骨、软骨等，有时还要做免疫组化染色。

◆ 治疗

风湿性疾病多为慢性病，治疗目的是改善疾病预后，保护关节、脏器的功能，解除有关症状，提高生活质量。

药物治疗

①非甾体类抗炎药。此类药物因可抑制环氧化酶，从而抑制花生四烯酸转化为前列腺素，能较迅速地产生抗炎止痛作用，对解除疼痛有较好效果，但不能改变疾病的进程。临床常用的有布洛芬、双氯芬酸、吲哚美辛、塞来昔布、依托考昔等。②糖皮质激素。此类药物具有强有力的抗炎作用，能明显地改善系统性红斑狼疮等结缔组织病的预后，常被用作各种风湿性疾病的第一线药物。但长期大量使用可诱发感染、骨质疏松、股骨头坏死、糖尿病、消化性溃疡、高血压、精神异常等，且如

停药过快易产生病情反跳现象，故在应用时要权衡其疗效和不良反应，并强调用药个体化。③改善病情的抗风湿药物。此类药物对病情有一定控制作用，起效较慢，故又称慢作用药。常用的有抗疟药、霉酚酸酯、柳氮磺胺吡啶、甲氨蝶呤、硫唑嘌呤、环磷酰胺、环孢素及来氟米特等。该类药物不良反应较多且较严重，如骨髓抑制、性腺损害、胎儿致畸和肝肾毒性等。④生物制剂。此类药物是针对参与免疫应答或炎症过程的特定致病性靶分子的拮抗物，以期靶向性阻断疾病的发展进程。区别于传统的小分子化合物药物，它们是通过生物工程方法制造的生物大分子。具有代表性的生物制剂如肿瘤坏死因子拮抗剂，适应证主要为以类风湿关节炎为代表的炎症性关节病。由于能阻断或延缓病情进展，可以期待生物靶向药物在未来的风湿病治疗中发挥更大的作用。

手术治疗

风湿病的手术治疗包括不同的矫形手术、滑膜切除、人工关节置换等。手术不能从根本上控制疾病的发展，但有助于改善晚期关节炎患者的关节功能和提高生活质量。

腹　泻

腹泻是指粪便稀薄，排便＞2次/天，粪便量＞200克（毫升）/天。粪便是否稀薄与粪便中含水量有关。正常人每日从饮食摄入和分泌到胃肠腔内的液体总量约9升，但仅约0.1升从直肠排出，即肠道吸收了99%的水分，水分吸收稍有障碍（如减少1%），即可导致腹泻。肠腔液体过多的机制包括：①肠道液体吸收减少。②肠道液体分泌增加。③肠腔内有吸水、难吸收物质。

◆ 分类

腹泻很常见，几乎所有成人均有过腹泻。多数患者腹泻持续1天或2天后不经治疗自愈，但也有一些患者腹泻迁延不愈，甚至需要住院治疗。基于病程长短的腹泻分类尚未统一，一般将病程<2周的腹泻定为急性腹泻，病程2～4周定为持续性腹泻，病程>4周定为慢性腹泻。

从病理生理学角度可将腹泻发生机制分为5类：①分泌性腹泻，是液体和电解质跨肠黏膜转运紊乱所致的腹泻，包括存在外源或内源性促分泌物和肠黏膜广泛病变。②渗透性腹泻，是肠腔内存在大量难以吸收的物质，使腔内渗透压升高，液体被动进入肠腔而引起的腹泻。原因可分成摄入不能吸收的溶质（如硫酸镁、聚乙二醇或乳果糖等泻药）和糖类不能被消化或吸收。③炎症性腹泻，是炎症、溃疡等病变使肠黏膜完整性破坏，大量渗出引起的腹泻。④运动障碍性腹泻，是肠蠕动加速，使肠腔内水和电解质与肠黏膜接触时间缩短，影响吸收导致的腹泻，见于甲状腺功能亢进症以及服用前列腺素、促胃肠动力药物等。肠道运动紊乱所致的腹泻也可归属其中。⑤脂肪泻，是脂肪消化不良和/或吸收不良导致的腹泻。多数腹泻并非单一机制所致，而是多种机制共同作用的结果。

基于可识别的粪便性状和实验室初步检查，临床上将腹泻分为3类：①水样泻。粪便呈水样，粪便量常>1升/日，粪便镜检无明显红细胞和白细胞，见于分泌性、渗透性和动力障碍性腹泻。②炎症性腹泻。多为黏液、脓血便，少数可呈水样便，粪便镜检有红细胞和白细胞。可伴有发热和白细胞计数增多、红细胞沉降率加快和 C- 反应蛋白升高。③脂肪泻。典型者有大容量、腐臭、淡黄色稀水样或糊状便，表面常飘浮油脂状物，粪便脂肪定性检测（苏丹 III 染色）阳性。

◆ **鉴别**

腹泻需要与假性腹泻和大便失禁鉴别，假性腹泻仅排便次数增加而粪便量或含水量并不增加，大便失禁则为不自主排便。

甲状腺结节

甲状腺结节是甲状腺细胞局部异常增生形成的一个或多个结构异常的团块。超声检查是确定甲状腺结节简便而重要的方法。

◆ **病因和发病机制**

甲状腺结节分为良性和恶性两类。多数甲状腺结节的病因不清。良性甲状腺结节包括甲状腺良性腺瘤，结节性甲状腺肿，腺瘤退行性变和陈旧性出血性囊肿，先天性甲状舌骨囊肿，手术后或 131 碘治疗后甲状腺残余组织瘢痕和增生，局灶性甲状腺炎性结节，碘摄入过多或不足、致甲状腺肿食物或药物引起的增生性结节等。恶性甲状腺结节指甲状腺癌。

◆ **临床表现**

症状

大多数甲状腺结节患者没有症状，合并甲状腺功能异常时可出现相应的临床症状。部分患者由于结节压迫周围组织，可出现声音嘶哑、压气感、呼吸 / 吞咽困难等症状。

体征

可能触及单个或多个甲状腺结节，伴或不伴甲状腺肿。结节的质地韧或硬，移动良好或固定，通常无触痛。如果结节很小或位于甲状腺后部，一般不能触及结节。

实验室检查

所有甲状腺结节患者均应检测血清促甲状腺激素（TSH）水平。如果 TSH 降低，提示结节可能分泌甲状腺激素，需进一步做甲状腺核素扫描，以确定结节是否具有自主分泌功能。有功能的恶性结节很罕见。如果血清 TSH 增高，提示存在甲状腺功能减退，需要进一步测定甲状腺自身抗体并行甲状腺细针穿刺（fine needle aspiration; FNA）细胞学检查。如果血清降钙素＞100 皮克 / 毫升，提示为甲状腺髓样癌（MTC）。

影像学检查

高分辨超声检查是评估甲状腺结节的首选方法。对触诊怀疑或在 X 线、计算机断层扫描（CT）或正电子发射计算机断层显像（PET-CT）中提示的甲状腺结节，均应行颈部超声检查。颈部超声可证实甲状腺结节是否存在，确定甲状腺结节的大小、数量、位置、质地（实性或囊性）、形状、边界、包膜、钙化、血供和与周围组织的关系等信息，同时评估颈部区域有无淋巴结及淋巴结的大小、形态和结构特点。

甲状腺核素显像

甲状腺核素显像适用于评估直径＞1 厘米的甲状腺结节，可以判断结节是否具有摄碘功能，显示为"热结节""温结节"或"冷结节"。单个（或多个）结节伴血清 TSH 降低时，甲状腺 [131] 碘或 [99m] 锝核素显像有助于判断结节的功能。

颈部 CT 或磁共振成像（MRI）检查

颈部 CT 或 MRI 检查能够显示结节与周围组织的关系，帮助寻找可疑淋巴结，在甲状腺结节拟行手术治疗时，可以协助制定手术方案。为了不影响术后可能进行的 ^{131} 碘显像检查和 ^{131} 碘治疗，CT 检查应避免使用含碘造影剂。

特殊检查

FNA 细胞学检查是术前评估甲状腺结节良恶性敏感度和特异度最好的方法。FNA 有助于减少不必要的甲状腺结节手术，并帮助确定恰当的手术方案。直径＞1 厘米的甲状腺结节均可考虑 FNA 检查。如果直径≤1 厘米的甲状腺结节存在下述情况，可考虑超声引导下 FNA：①超声提示结节有恶性征象。②伴颈部淋巴结超声异常。③童年期有颈部放射线照射史或辐射污染接触史。④有甲状腺癌或甲状腺癌综合征的病史或家族史。⑤ PET-CT 显像阳性。⑥伴血清降钙素水平升高。超声引导下的 FNA 可以提高取材成功率和诊断准确率。经 FNA 仍不能确定良恶性的甲状腺结节，可对穿刺标本进行甲状腺癌分子标志物检测。

◆ 诊断

甲状腺结节首先通过高分辨率超声检查确诊。一方面通过检测血清 TSH 和甲状腺激素水平评估甲状腺功能状态，必要时测定甲状腺相关抗体（甲状腺过氧化物酶抗体、甲状腺球蛋白抗体、TSH 受体抗体）。如果 TSH 降低，行甲状腺核素扫描以确定结节是否为热结节，或通过超声和 FNA 综合评估甲状腺结节的良恶性质。

◆ 治疗

多数良性甲状腺结节不需要治疗，只需定期随诊。必要时可做甲状腺超声检查和重复甲状腺 FNA。如结节＞4 厘米或对周围组织有明显压迫时，可选择手术治疗。良性甲状腺结节的非手术治疗包括 TSH 抑制治疗、放射性碘治疗或者其他治疗，如超声引导下经皮无水酒精注射、经皮激光消融术和射频消融等。采用这些方法治疗前，必须先排除恶性结节的可能性。

◆ 预后

良性甲状腺结节的预后良好。恶性甲状腺结节中，90% 以上为分化型甲状腺癌，大部分进展缓慢，近似良性病程，10 年生存率高。

流行性感冒

流行性感冒是流感病毒引起的急性呼吸道感染，简称流感，是一种传染性强、传播速度快的疾病。

◆ 病原

流感病毒属正黏病毒科，为核糖核酸（RNA）病毒。病毒表面有一层脂质包膜，膜上有糖蛋白突起，由血凝素 H 和神经氨酸酶 N 构成。根据核蛋白抗原性不同，可将流感病毒分为甲、乙、丙、丁 4 型。其中甲乙丙 3 型引起人类致病。再根据血凝素和神经氨酸酶抗原性的差异将甲型流感病毒分为不同亚型。抗原变异是流感病毒独特的、最显著的特征。其中，甲型流感病毒抗原性极易发生变异，主要是血凝素 H 和神经氨酸酶 N 的变异。甲型流感病毒常引起大流行，病情较重；乙型和丙型流感病毒引起流行和散发，病情相对较轻。

◆ **临床表现**

流行性感冒分为单纯型、胃肠型、肺炎型和中毒型。潜伏期一般为 1 ~ 3 天。有明显的流行和暴发。单纯型流感最常见，急性起病，出现畏寒、高热、头痛、肌肉关节酸痛、乏力、食欲减退等全身症状，鼻咽部症状较轻。胃肠型流感除发热外，以呕吐、腹痛、腹胀和腹泻为显著特点。儿童多于成人。肺炎型流感表现为肺炎，甚至呼吸衰竭。多见于老年人、儿童以及原有心肺疾患的人群。中毒型流感表现为高热、休克、呼吸循环衰竭、中枢神经系统损害及弥漫性血管内凝血（DIC）等严重症状，病死率高。

◆ **诊断**

根据病因、临床表现及实验室检查即可对流行性感冒做出诊断。外周血象的白细胞计数不高或偏低，淋巴细胞相对增加。病原学相关检查主要包括病毒分离、病毒抗原、核酸和抗体检测。快速血清病毒聚合酶链式反应（PCR）检查有助于其早期诊断。抗体检测可以用于回顾性调查，但对病例的早期诊断意义不大。流感诊断需要结合疾病流行情况进行判断，并考虑病毒抗原检测的假阳性和假阴性。

◆ **治疗**

流行性感冒早期应在发病 48 小时内使用抗病毒药物。奥司他韦等神经氨酸酶抑制剂类药物能抑制流感病毒释放扩散，降低病毒载量，减轻症状，缩短病程，减少并发症，是治疗流感最好的药物。同时需辅以对症和支持治疗，包括卧床休息，多饮水，增加营养，易于消化的饮食，纠正水、电解质紊乱，预防和治疗并发症。有继发细菌感染时应及时使用抗菌药物。亦可以中医中药治疗。

◆ 预防

预防流行性感冒应经常掌握国际及国内流感流行动向并做疫情预测，及时采取有效预防措施。流感患者应呼吸道隔离 1 周或至主要症状消失。流行高峰期避免去人群聚集场所。保持室内空气流通，咳嗽、打喷嚏时应使用纸巾等，避免飞沫传播。加强锻炼，增加机体免疫能力。对易感人群可用疫苗预防。流感疫苗有灭活疫苗和减毒活疫苗两种。必须选用当时当地流行的新毒株制备疫苗。

尿路感染

尿路感染是病原微生物在肾脏、输尿管、膀胱和尿道异常繁殖所引起的急性或慢性感染性疾病，好发于育龄期女性、老年人、尿路结构和功能异常及免疫力低下的慢性疾病患者。

◆ 分类

尿路感染按照临床表现分为单纯性尿路感染、复杂性尿路感染、反复发作的尿路感染、无症状性菌尿和尿道综合征，按照解剖部位分为上尿路感染（肾盂肾炎）和下尿路感染（膀胱炎和尿道炎）。多种病原菌如细菌、真菌、支原体、衣原体和病毒等都可以导致尿路感染，临床最常见的是以大肠埃希氏菌为首的革兰氏阴性杆菌。由于抗菌药物的广泛应用，耐药菌的比例明显增加。

◆ **临床表现**

下尿路感染的典型临床表现是尿路刺激症状，也可以表现为肉眼血尿、排尿不适、下腹疼痛等；上尿路感染常伴有寒战、发热等全身症状，还可见恶心呕吐、腹痛等不典型症状。

◆ **诊断**

尿路感染患者的尿常规可表现为白细胞尿和/或脓尿。真性菌尿是诊断尿路感染的金标准，即清洁中段尿或导尿留取尿液（非留置导尿）培养革兰氏阳性球菌菌数 $\geq 10^4$ 个菌群/毫升、革兰氏阴性杆菌菌数 $\geq 10^5$ 个菌群/毫升。临床无症状但尿细菌培养 2 次阳性且为同一菌种，也可以诊断为尿路感染。有明显尿路刺激症状的女性患者，尿常规提示白细胞尿，尿细菌定量培养 $\geq 10^2$ 个菌群/毫升且为常见致病菌可拟诊为尿路感染。

◆ **治疗**

尿路感染的治疗主要是应用抗感染药物，在患者发病后尽可能留取尿液标本行病原学检查，再开始经验治疗。首选对革兰氏阴性杆菌有效的抗菌药物，72 小时后无效应根据药敏结果更改药物。宜选用在尿液和肾脏浓度高且无肾毒性的抗生素，并根据尿路感染的部位决定抗菌药物的疗程：对于急性单纯性下尿路感染，疗程 3～7 天；急性肾盂肾炎疗程一般为 10～14 天。对于反复发作的尿路感染，积极寻找易感因素的同时，可酌情进行长期抑菌治疗。

贫 血

贫血是血红蛋白浓度（Hb）、红细胞计数或红细胞比容低于正常值的一种病理现象。在中国，成年男性 Hb 低于 120 克/升（非妊娠女性低于 110 克/升，孕妇低于 100 克/升）、红细胞计数少于 4.00×10^{12}/升（女性少于 3.50×10^{12}/升）或红细胞比容低于 40.0%（非妊娠女性低于 35.0%，孕妇低于 30%）为贫血。

◆ 病因及分类

贫血病因可分为 3 类：①红细胞生成不良。②红细胞破坏过多。③急慢性失血。根据红细胞计数、Hb 浓度与红细胞比容计算出红细胞平均体积（MCV）、红细胞平均血红蛋白量（MCH）和红细胞平均血红蛋白浓度（MCHC）进行形态学分类，将贫血分为大细胞性、正细胞性及小细胞低色素性贫血。按程度将贫血分为轻度（Hb > 90 克/升）、中度（Hb60 克/升～90 克/升）、重度（Hb30 克/升～60 克/升）和极重度（Hb < 30 克/升）。

◆ 临床表现

由于 Hb 减少，血液携氧能力降低，可导致全身组织和器官不同程度缺氧。贫血早期表现为皮肤、口唇和结膜苍白，疲乏，无力，头晕，耳鸣，记忆力减退，注意力不集中，活动后气短、心悸等。严重贫血表现出气短、心悸。慢性贫血患者心脏常不同程度增大，重症贫血可发生心力衰竭。贫血还引起其他系统症状，如食欲不振、恶心、腹胀、月经失调、闭经和性欲减退等。除共同临床表现外，各类贫血还有其特殊或原发疾病的临床表现。

◆ **诊断及诊断依据**

详细的病史为贫血病因诊断提供重要的依据，包括贫血的常见症状及开始的时间和进展情况，是否存在伴随表现，有无基础疾病，是否有急性大出血史等。若有黄疸、反复排浓茶色尿等表现，提示溶血性贫血的可能；应询问曾服用过哪些药物，是否接触苯、砷、农药及放射性物质等；还应仔细询问家族史。此外，还应注意是否存在造血物质不足的因素等。应注意皮肤、结膜和甲床的苍白程度等，全身浅表淋巴结、肝、脾有无肿大及程度，有无胸骨压痛等。

血液及骨髓的相关检查对于贫血的诊断有重要的辅助作用：①对小细胞低色素性贫血者，首先想到缺铁性贫血，可进一步行血清铁、总铁结合力和铁蛋白检查。②大细胞性贫血则提示可能为巨幼细胞性贫血，可行骨髓穿刺检查，进行红细胞叶酸、血清叶酸和维生素 B_{12} 测定。③若白细胞、血小板减少，应考虑再生障碍性贫血，经骨髓穿刺或骨髓活组织检查确诊。④若白细胞增多，且发现幼稚细胞，应行骨髓穿刺及组织化学检查排除白血病。⑤若伴有较多的球形红细胞，结合红细胞渗透脆性试验及红细胞膜蛋白电泳等，可确诊遗传性球形红细胞增多症。⑥若伴网织红细胞明显增多，常提示溶血性贫血的可能。⑦急性血管内溶血时，因大量游离血红蛋白从尿中排出，可出现血红蛋白尿，尿潜血试验呈阳性反应；慢性血管内溶血时，尿含铁血黄素试验呈阳性。

◆ **治疗**

贫血的治疗应强调病因治疗，而非随便投以各种补血药物，掩盖贫血真相，延误正确的诊治。①支持治疗。输血是贫血的对症支持治疗措施，慢性贫血 Hb ＜ 60 克 / 升和急性失血超过总容量 30% 是输血的指征，因副作用和并发症较多，应严格掌握适应证，必要时应采用去除白细胞的成分输血。纠正患者的一般情况、控制感染和出血也是重要的支持治疗措施。②骨髓造血功能不良引起的贫血，应停服可疑药物或避免再接触毒物及放射性物质等。③再生障碍性贫血常选用雄性激素治疗，重症患者首选骨髓移植及免疫抑制剂治疗。④造血物质缺乏引起的贫血，在纠正原发病因的同时，补充铁剂、叶酸或维生素 B_{12} 等。⑤遗传性溶血性贫血应防止溶血的发生并对症处理。⑥自身免疫性溶血性贫血首选糖皮质激素，也可试用硫唑嘌呤、环磷酰胺等免疫抑制剂。⑦脾切除对部分自身免疫性溶血性贫血及遗传性球形红细胞增多症有良好的疗效。

普通感冒

普通感冒是病毒感染引起的轻度、能自限的上呼吸道感染，又称急性鼻炎、上呼吸道卡他性炎症。

◆ 病原

普通感冒的致病原主要包括鼻病毒、冠状病毒、腺病毒、流感和副流感病毒、呼吸道合胞病毒、埃可病毒、柯萨奇病毒等。普通感冒起病较急，潜伏期 1 ～ 3 天，主要表现为鼻部症状，如喷嚏、鼻塞、流清水样鼻涕，也可表现为咳嗽、咽干、咽痒或烧灼感，甚至鼻后滴漏感。2 ～ 3 天后鼻涕变稠，常伴咽痛、头痛、流泪、味觉减退、呼吸不畅、声嘶等，有时可由于咽鼓管炎致听力减退。严重者有发热、轻度畏寒和头痛等。一般 5 ～ 7 天可痊愈，伴发并发症者可致病程迁移。

◆ **诊断**

普通感冒患者体检可见鼻腔黏膜充血、水肿，有分泌物，咽部可为轻度充血。因为病毒感染，白细胞计数正常或偏低，伴淋巴细胞比例升高。因病毒类型繁多且明确类型对治疗无明显帮助，一般无须病原学检查，需要时可用免疫荧光法、酶联免疫吸附法、血清学诊断或病毒分离鉴定等方法确定病毒类型。

◆ **治疗**

普通感冒的治疗主要以对症治疗为主，同时戒烟、注意休息、多饮水、保持室内空气流通和防治继发性细菌感染。

乳糖不耐受

乳糖不耐受是小肠黏膜乳糖酶缺乏致乳糖消化吸收障碍引起腹胀、腹泻和腹痛等的综合征。

◆ **病因和发病机制**

乳糖不耐受是小肠黏膜乳糖酶缺乏所致。乳糖酶缺乏症可分为先天性、继发性和原发性。先天性较罕见；继发性见于小肠黏膜广泛病变者；原发性乳糖酶缺乏很常见，与饮食习惯不同所造成的基因表达改变有关。婴儿断乳后小肠乳糖酶基因表达随年龄增长而降低，从而使乳糖酶活性随年龄增长而下降直至消失，成人缺乏乳糖酶，导致乳糖不耐受或乳糖吸收不良。

乳糖是一种双糖，被小肠吸收前必须通过乳糖酶水解成单糖（葡萄糖和半乳糖）。未经小肠水解、吸收的乳糖进入结肠，被结肠细菌酵解。

乳糖及其酵解产物可增加结肠渗透压，吸收水分而引起腹泻。乳糖酵解可产生气体，引起腹胀和肛门排气增加。

◆ 临床表现

乳糖主要存在于牛奶及奶制品中。不耐受者饮服后可产生肠鸣、腹胀、腹痛、腹泻、肛门排气增加等症状。症状严重程度与乳糖进食量和乳糖酶缺乏程度相关。

◆ 诊断

基于慢性腹泻、停服牛乳或含乳糖食物后腹泻消失就可对乳糖不耐受初步做出诊断。乳糖耐量试验异常、氢气呼气试验异常有助于明确诊断。

◆ 治疗

严重乳糖不耐受者应避免饮服牛奶及奶制品。下列饮服方法可减轻或消除乳糖不耐受：①避免空腹饮食牛奶和奶制品。单独饮食易出现不耐受症状，将牛奶与固体食物同食，或在餐中、餐后 1～2 小时饮服，可减慢乳糖转运，减轻不耐受症状。②少量多次饮服。不耐受程度因人而异，合理掌握饮服间隔时间和每天摄入总量，可减轻或避免出现乳糖不耐受症状。③选用酸奶。酸奶中所含的活菌可分解乳糖。④合用乳糖酶。牛奶或其他制品中加入乳糖酶。

胃食管反流病

胃食管反流病是胃内容物反流引起的不适和／或损伤。反流物包括胃酸、胃蛋白酶和十二指肠－胃反流物（如胆盐、胰酶）。除反流至食管外，也包括反流至咽喉和气管产生的症状和／或损伤，称为食管外症状。

反流可仅引起不适症状或黏膜损伤，也可同时引起两者。根据内镜所见，可分为非糜烂性反流病、反流性食管炎和巴雷特（Barrett）食管三种类型，其中非糜烂性反流病最常见，反流性食管炎次之，巴雷特食管相对少见。

◆ **病因和发病机制**

多种因素会导致胃食管反流病的发生，主要是抗反流防御机制与攻击因素之间失去平衡，导致反流物刺激、损伤所致。

抗反流防御机制减弱：①食管胃连接处功能降低和 / 或结构异常，包括下食管括约肌压力低下、一过性下食管括约肌松弛、食管裂孔疝、腹压增高等。②食管清除能力降低，食管黏膜暴露于反流物时间延长。③胃排空延缓，加重反流。④食管壁组织对反流物刺激抵抗下降。

反流物对黏膜刺激和损伤：反流物主要是胃酸和胃蛋白酶，伴有十二指肠 - 胃反流时可有胆盐、胰酶参与，反流物刺激并损伤食管黏膜。

其他因素：食管内脏敏感性增高是部分非糜烂性反流病发生的重要因素。肥胖（增加腹压）和吸烟（增加胃酸分泌、降低下食管括约肌压力）可增加反流风险。

◆ **临床表现**

胃食管反流病的临床表现多样，典型症状为烧心、反流，但这些症状并非其特有，与疾病的严重程度也缺乏相关性。部分反流性食管炎和巴雷特食管患者可无症状。

症状

食管症状：①典型症状。烧心和反流。烧心指胸骨后烧灼感，反流指胃内容物反流到口咽部，反流物为酸味是反酸，苦味则是胆汁。②非典型症状。包括胸痛、吞咽困难、吞咽疼痛等。反流物刺激食管可引起胸痛，严重时可类似于心绞痛。食管黏膜炎症、食管痉挛或运动功能失调可导致吞咽困难或吞咽疼痛。

食管外症状：反流至咽喉部和气管可产生咳嗽、声嘶、咽部不适、咽炎、哮喘等。

并发症：①食管狭窄。表现为吞咽困难、胸痛、进食哽咽感和呕吐。②出血。表现为呕血、黑便、贫血等。

实验室和辅助检查

胃食管反流病的实验室和辅助检查包括内镜检查、病理检查、食管24小时 pH 监测、食管24小时 pH-阻抗监测和质子泵抑制剂（PPI）试验。

◆ **诊断**

有典型烧心、反流症状者应怀疑胃食管反流病，内镜检查发现食管下段黏膜破损，排除其他原因后可确立反流性食管炎的诊断。如果内镜下食管黏膜无明显异常，但质子泵抑制剂试验阳性即可诊断为胃食管反流病。诊断有疑问时可行食管24小时 pH 监测、食管24小时 pH-阻抗监测，明确症状与反流相关，即可确立胃食管反流病诊断。诊断反流性食管炎和巴雷特食管不需要证实存在反流。

◆ **治疗**

胃食管反流病的治疗目标为缓解症状、治愈反流性食管炎、防止复发和防治并发症。

一般治疗包括：①控制体重。②改变生活方式。避免睡前进餐，戒烟、戒酒，必要时抬高床头15～20厘米。③改变饮食习惯。避免进食咖啡、浓茶、巧克力、辛辣食物和高脂食物。

药物治疗包括：①抑酸药物。质子泵抑制剂是主要的治疗药物，连续服用 8 周，停药后症状复发或有糜烂、巴雷特食管的患者需要维持治疗。H2- 受体拮抗剂（H2RA）适用于轻、中度患者。抗酸剂仅可临时缓解症状，主要作为辅助治疗。②促动力药物。其单独使用疗效较差，一般在抑酸治疗效果不佳时考虑联合应用，尤其适用于有胃排空障碍者。

抗反流手术治疗：手术方式主要有腹腔镜胃底折叠术，主要适应证为 PPI 治疗有效，但无法或不愿长期服用 PPI 者。

◆ 预防

预防胃食管反流病应控制体重，避免睡前进餐，戒烟、戒酒。

原发性高血压

原发性高血压是基于已知的医学发展水平和检查手段，不能发现导致血压升高器质性病因的一种高血压疾病。

血压指体循环动脉的压力，它随着心动周期而变化，通过收缩压和舒张压来判断，其单位为毫米汞柱（mmHg）或千帕（kPa）。在不服用降压药物的情况下，收缩压 ≥ 140 毫米汞柱和（或）舒张压 ≥ 90 毫米汞柱，则认为血压升高。高血压人群中绝大多数为原发性高血压，只有不到5% ～ 10% 为继发性高血压。高血压是一种由许多病因引起的处于不断进展状态的心血管综合征，可导致心脏和血管功能与结构的改变。

◆ 病因和发病机制

原发性高血压是多因素共同作用的结果，可简单分为遗传因素和环境因素。①遗传因素。血压具有明显的家族聚集性，如果父母都有高血压，子女发生血压升高的风险就会增加，但并不意味着必然会发生高血压。父母均患高血压者，其子女患高血压概率高达45%；相反，双亲血压均正常者，其子女患高血压的概率仅为3%。②高钠低钾的饮食。人群中，钠盐（氯化钠）摄入量与血压水平和高血压患病率呈正相关，而钾盐摄入量与血压水平呈负相关。中国人群研究表明，膳食钠盐摄入量平均每天增加2克，收缩压和舒张压分别增高2.0毫米汞柱和1.2毫米汞柱。高钠、低钾膳食是中国大多数高血压患者发病主要的危险因素之一。中国大部分地区，人均每天盐摄入量12克以上。③超重和肥胖。身体脂肪含量与血压水平呈正相关，尤其是腹部脂肪，腹部脂肪聚集越多，血压水平就越高。人群中体重指数与血压水平呈正相关，体重指数每增加3千克/米^2，4年内发生高血压的风险男性增加50%，女性增加57%。④饮酒。过量饮酒也是高血压发病的危险因素，人群高血压患病率随饮酒量增加而升高。虽然少量饮酒后短时间内血压会有所下降，但长期少量饮酒可使血压轻度升高；过量饮酒则使血压明显升高。⑤精神压力增加。长期精神过度紧张也是高血压发病的危险因素，工作和生活压力大、群体情绪相对比较焦虑，高血压人群也相应增多。

遗传和环境因素通过何种机制导致血压升高，尚未形成一个完整统一的认识。其中，交感神经兴奋性增加、肾素－血管紧张素－醛固酮系统激活和水钠潴留是导致血压升高的主要发病机制。

◆ **高血压分级**

按血压水平，高血压可分为：1级（140～160/90～100毫米汞柱）、

2 级（160 ～ 180/100 ～ 110 毫米汞柱）和 3 级（≥ 180/110 毫米汞柱）。

◆ 临床表现

大多数高血压患者起病比较缓慢，缺乏特殊的临床表现，不进行体检容易忽略。一般常见的症状有头晕、头痛、颈部憋紧、疲劳、心悸等，在紧张或劳累后会加重，这些症状缺乏特异性，往往在血压控制以后会缓解和消失。

长期高血压会引起心脏和动脉的损害，会导致靶器官出现病理改变，从而出现动脉粥样硬化、脑血管意外、心脏肥厚、心力衰竭或肾功能不全。

◆ 治疗

治疗原发性高血压的直接目标是降低血压，一般高血压患者应将血压（收缩压 / 舒张压）降至 140/90 毫米汞柱以下；65 岁及以上的老年人的收缩压控制在 150 毫米汞柱以下即可，如能耐受也可将血压降至 140/90 毫米汞柱以下。降低血压的最终目的是保护靶器官、降低心血管并发症发生的风险、延长患者寿命。治疗方式主要包括非药物治疗和药物治疗。

非药物治疗包括改善生活方式、低盐饮食（每日盐摄入量低于 6 克）、适当锻炼、缓解心理压力、改善睡眠、降低体重和戒烟限酒。

临床上常用的降压药物有 5 类，包括利尿剂、钙离子拮抗剂、血管紧张素转换酶抑制剂、血管紧张素受体拮抗剂和 β 受体阻滞剂。不同药物有不同的优势和适应证，应该在医生指导下合理坚持用药。一般建议使用长效药物，对于血压控制不好的患者可联合使用多种降压药物。

◆ 随访

绝大多数原发性高血压患者需要坚持服药，部分患者的血压可能因环境因素的改变而恢复正常。定期随访也是非常重要的注意事项。原发性高血压除了要随访血压情况以外，还要定期随访心电图、生化检查（包括肾功能、电解质、血糖和血脂）、尿液检查等，以及时发现是否出现靶器官的损害。

第 3 章

儿科病症

百日咳

百日咳是由百日咳鲍德特菌感染引起的急性呼吸道传染病。其临床表现以阵发性痉挛性咳嗽为特征，咳嗽末伴有特殊深长的"鸡鸣"样吸气吼声，病程可达数周甚至 3 个月。本病全年均可发病，以冬、春季高发。

◆ 病原学

百日咳鲍德特菌又称百日咳杆菌，为革兰阴性杆菌，56℃ 30 分钟和日光照射下 1 小时可致死亡。百日咳外毒素是主要的致病因子，可特异性损伤气管纤毛上皮细胞，使之变性、坏死，导致阵发性痉挛咳嗽等。患者、隐性感染者及带菌者为传染源，通过飞沫传播，5 岁以下小儿最易感。潜伏期末 1 ～ 2 天至发病后 6 周内都有传染性。

◆ 临床表现

百日咳的潜伏期为 5 ～ 21 天，通常为 7 ～ 10 天。前驱期以阵发性咳嗽起病，日渐加重，一般为 7 ～ 10 天。痉咳期出现明显阵发性痉挛性咳嗽，一般持续 2 ～ 6 周，亦可长达 2 个月以上，若无并发症，体温多正常。痉咳次数随病情发展而增多。痉咳严重时可导致舌系带溃疡、面部、眼睑浮肿，眼结膜出血，鼻衄，重者颅内出血。新生儿和 3 个月以下婴儿常不出现典型痉咳，多见咳数声后即发生屏气、发绀，以至窒息、惊厥或心脏停搏。恢复期痉咳逐渐缓解，持续 2 ～ 3 周。婴幼儿可并发细菌性肺炎和百日咳脑病。

◆ 诊断和鉴别诊断

具备以下表现中任何一项为百日咳疑似病例：①流行季节有阵发性痉挛咳嗽。②咳嗽后伴有呕吐，严重者有结膜下出血或舌系带溃疡。③新生儿或婴幼儿有原因不明的阵发青紫或窒息，多为典型痉咳。④持续咳嗽 2 周以上，排除其他原因者；或同时伴有流行病学暴露者，包括 3 周内接触过百日咳患者，该地区有百日咳流行，3 个月以下婴儿或未接种疫苗者。

临床诊断病例：符合疑似病例，同时外周血白细胞计数明显增多，淋巴细胞占 50% 以上。

确诊病例：符合疑似或临床诊断病例，同时从患者的痰或咽喉部分泌物中检测到百日咳杆菌，或患者恢复期血清凝集抗体比急性期抗体呈 4 倍或 4 倍以上升高。

本病需与其他病原（如腺病毒、呼吸道合胞病毒、肺炎支原体、衣原体和副百日咳杆菌等）引起的百日咳样综合征、支气管淋巴结结核、气管支气管异物、儿童其他病因引起的慢性咳嗽相鉴别。

◆ 治疗

临床高度疑似百日咳患者可给予经验性抗生素治疗。首选大环内酯类抗生素，包括阿奇霉素、红霉素、克拉霉素和罗红霉素，1 个月以下婴儿不推荐选用罗红霉素和克拉霉素。辅以对症治疗，给予吸氧、湿化气道并吸痰清除气道分泌物，防止窒息，痉咳剧烈时可用镇咳药和支气管扩张剂等。

◆ 预后

百日咳及时治疗预后好。已很少见患儿死于窒息、呼吸衰竭和百日咳脑病等情况。

◆ 预防

免疫预防接种：中国使用的疫苗是白喉类毒素、百日咳菌苗、破伤风类毒素（DPT）三联疫苗。接种时间为 3、4、5 个月龄，18 ～ 24 月龄时加强 1 剂。一般疫苗接种 3 ～ 5 年后保护性抗体水平下降，12 年后抗体几乎消失。若有流行发生，易感人群仍需加强接种。

患者和接触者管理：患者呼吸道隔离至少到有效抗生素治疗后 5 天，对于未给予及时有效抗生素治疗的患者，隔离期为痉咳后 3 周。密切接触百日咳患者后 21 天内推荐口服抗生素预防。

流行性腮腺炎

流行性腮腺炎是由腮腺炎病毒引起的，好发于儿童及青少年中常见的急性呼吸道传染病，俗称痄腮、流腮。腮腺炎病毒可侵犯各种腺体组织。突出的临床表现为唾液腺的非化脓性肿胀和触痛，尤见腮腺，多累及双侧。除腮腺外，在儿童中常可引起脑膜脑炎，青春期后患本病易引起睾丸炎、附睾炎、卵巢炎和胰腺炎等。此病一年四季均可发生，但以冬春季较多。在儿童集聚场所如托幼机构和小学可引起流行。成人亦可发病。流行性腮腺炎多数呈良性自限过程。

◆ 病原学

腮腺炎病毒属副黏病毒科，为核糖核酸（RNA）病毒。圆形，大小相差悬殊，直径 90 ～ 600 纳米。病毒可在鸡胚、人羊膜、猴肾等细胞中繁殖。紫外线、56℃ 20 分钟、一般消毒剂均能使病毒灭活。

◆ 流行病学

流行性腮腺炎属于全球性流行的疾病。人们对腮腺炎病毒普遍易感，1 岁以内婴儿因体内具有母传特异性抗体而发病者极少，主要发病年龄为 5 ～ 14 岁，尤其是 5 ～ 9 岁儿童，2 岁以下、40 岁以上很少发病。患病后免疫力持久，再次得病者罕见。由于疫苗接种，在高接种率地区已打破了每 2 ～ 5 年流行 1 次的规律。流行性腮腺炎患者是主要传染源，自发病前 6 日至腮腺肿胀后 9 日内均有传染性，而起病前后传染性最大，通过密切接触由飞沫经呼吸道传播。由于其传染性强，易感人群在集体机构如幼儿园和中、小学生中常呈集体发病。

◆ 发病机制

流行性腮腺炎的发病机制为：由含腮腺炎病毒的飞沫或污染物侵入口腔黏膜和鼻黏膜，在上皮组织中大量增殖后进入血循环（第 1 次病毒血症），经血流累及腮腺和一些组织，并在其中增殖，再次进入血循环（第 2 次病毒血症）并侵犯上次未波及的一些脏器。

◆ **临床表现**

　　流行性腮腺炎的潜伏期为 12 ～ 25 天，平均 16 ～ 18 天。起病前 1 ～ 2 日内可有非特异性前驱期症状，包括低热、食欲不振、乏力、头痛、肌肉酸痛、咽炎等。多数患者无前驱症状，而以腮腺部位肿痛起病。起病较急，可有发热，体温 38 ～ 40℃，伴畏寒、头痛和全身不适。症状轻重很不一致，成人发病一般较重。腮腺肿胀最具特征，一侧先肿胀，但也有两侧同时肿胀者。患者多因耳下部疼痛而发现腮腺肿大。肿大以耳垂为中心，向前、后、下发展，边界不清，触之疼痛，张口咀嚼或食用酸味食品时胀痛加重。局部皮肤紧张，有时表面有灼热感，但多不红。腮腺四周软组织也可呈水肿，可上达颧骨弓下至颌部，若伴颌下腺累及，颈部明显肿胀，胸锁乳突肌处也可被波及，而使面部变形。通常一侧腮腺肿胀后 1 ～ 4 天累及对侧，双侧肿胀者约占 75%。腮腺管口在早期常有红肿，唾液因肿胀而减少，但口干不明显。腮腺肿大多于 1 ～ 3 天到高峰，持续 4 ～ 5 日逐渐消退恢复正常。整个病程为 8 ～ 14 天。不典型病例可无腮腺肿胀，而单纯表现为脑膜脑炎或睾丸炎。也有仅颌下腺或舌下腺肿胀者。

◆ **诊断**

　　根据患者的流行病学史及典型的腮腺肿大和疼痛，诊断流行性腮腺炎一般不难。但确诊及不典型患者的诊断必须依靠病毒分离及血清学检查。此病需与化脓性腮腺炎、其他呼肠病毒感染所致腮腺肿大、颈部淋巴结炎及慢性非特异性腮腺肿大鉴别。

◆ **治疗**

流行性腮腺炎无特效抗病毒药物，以支持及对症治疗为主，并发睾丸炎－附睾炎的可短期、小剂量糖皮质激素治疗。可以中医中药辅助治疗。应隔离患者至腮腺肿大完全消失为止。

◆ **预防**

接种腮腺炎减毒活疫苗对流行性腮腺炎有良好的预防效果。目前，中国的麻腮风减毒活疫苗接种程序是8月龄和18月龄分别接种一剂。两剂的免疫效果高达95%以上，免疫后腮腺炎病毒的中和抗体可持续10年左右。腮腺炎减毒活疫苗不能用于孕妇、先天性或获得性免疫功能低下者。

麻 疹

麻疹是由麻疹病毒感染所致具有高度传染性的急性出疹性呼吸道传染病。临床上以发热、咳嗽、流涕、眼结膜炎及皮肤出现红色斑丘疹和颊黏膜上有麻疹黏膜斑，疹退后遗留色素沉着伴糠麸样脱屑为特征，可发生肺炎等并发症。疫苗前时代麻疹流行主要发生在春夏季节；疫苗后时代主要发生在春夏季，其他季节可有散发。

◆ **病原学**

麻疹病毒属于副黏病毒科，为单股负链核糖核酸（RNA）病毒。麻疹病毒仅有1个血清型，人类是麻疹病毒唯一的感染宿主。麻疹病毒对外界抵抗力不强，对热、强光、酸、干燥和一般消毒剂都很敏感。在日光照射或流通空气中 20 分钟即失去致病力，56℃ 30 分钟、37℃ 5 日可使病毒灭活。患者是唯一的传染源，病毒可经飞沫传播或直接接触感染者的鼻咽分泌物传播，人群普遍易感，婴幼儿最为易感。患病后一般可终身免疫。

◆ **临床表现**

典型麻疹的潜伏期为 6～21 天，一般 8～12 天，接受过被动免疫的病例可延至 28 天。典型麻疹临床可分 3 期：①前驱期。从发热至出疹（3～4 日）。该病起病急，以发热、卡他症状、咳嗽和声音嘶哑等为主要症状，同时有食欲不振、恶心、呕吐或腹泻。此期 90% 患者口腔出现麻疹黏膜斑（柯氏斑）。②出疹期。患者多于发热 3～4 天后开始出疹，持续 3～5 天，皮疹自耳后发际逐渐波及额面部和颈部，自上而下顺序蔓延至躯干四肢，达手掌和足底。皮疹为红色斑丘疹，高出皮肤，疹间皮肤正常，可融合成片。此期全身中毒症状加重，体温升高，咳嗽加剧，声音嘶哑明显，眼结膜红肿、畏光，眼睑浮肿。全身淋巴结、肝、脾可轻度肿大，肺部可闻及少量干、湿啰音，亦可出现各种并发症。③恢复期。出疹 3～5 天后，体温开始下降，全身情况改善，皮疹按出疹顺序消退，疹退后留下棕褐色色素沉着及糠麸样脱屑，1 周后消失。若无并发症，整个病程为 10～14 天。如感染者体质虚弱，尤其是患有严重慢性基础疾病或者免疫功能缺陷时，可发生重型麻疹，病死率高。原有结核感染者可因麻疹而致结核恶化播散，发展为粟粒性肺结核或结核性脑膜炎。麻疹急性期并发症主要包括肺炎、喉炎、中耳炎、心肌炎、心功能不全和脑炎，其中肺炎为麻疹最常见并发症，也是引起麻疹患者死亡的主要原因。麻疹患者在感染后 7 ～ 11 年可能发生亚急性硬化性全脑炎，见于白种人，发生率为 4/10 万～ 11/10 万。

◆ **诊断和鉴别诊断**

主要根据临床各期典型表现如前驱期麻疹黏膜斑，出疹期出疹与发热的关系，出疹顺序和皮疹形态，恢复期退疹顺序以及疹褪色素沉着及糠麸样脱屑，可结合流行病学和疫苗接种史，对麻疹做出临床诊断，确诊有赖于病原学和血清学抗体检查结果。麻疹需与风疹、幼儿急疹、猩红热、药物疹、川崎病（黏膜皮肤淋巴结综合征）和肠道病毒感染等出疹性疾病相鉴别。

◆ **治疗**

麻疹无特异抗病毒药物，主要是对症支持治疗。高热时以物理降温为主，退热剂不宜大剂量应用，保证足够的热卡和水分。麻疹患儿服用维生素 A 制剂，有助于降低麻疹病死率。对于继发细菌性肺炎患者，酌情使用抗生素。并发重度喉炎时，酌情给予短程激素治疗。加强护理，保持眼、耳、鼻和口腔清洁，及时清除分泌物。

◆ **预后**

麻疹预后与患者年龄大小、抵抗力、麻疹病毒毒力及有无并发症有关，2 岁以下小儿易出现并发症，尤其是体弱、营养差及免疫力低下者。

◆ **预防**

免疫预防：预防麻疹的主要措施是接种麻疹减毒活疫苗。中国麻疹疫苗接种程序为 8 个月初种，1 年后加强，4 岁再复种。易感者接触麻疹患者后 72 小时内接种疫苗，可提供免疫保护或减轻病情。凡体弱多病或有慢性病者，暴露麻疹 6 天内给予丙种球蛋白注射，可制止发病或减轻病情。

患者与接触者管理：麻疹患者需要隔离至出疹后 4 天，并发肺炎者隔离至出疹后 14 天。对于易感的暴露者，需要在暴露后 5 ～ 21 天接受检疫。

手足口病

手足口病是由肠道病毒感染引起的儿童期急性发疹性传染病。手足口病主要发生于 5 岁以下儿童，多数患儿 1 周内自愈，少数患儿发展为重症，如不及早识别和救治可导致死亡。本病四季发病，中国流行高峰通常在每年 4 ～ 7 月份。

◆ **病原学**

肠道病毒属小核糖核酸（RNA）病毒科肠道病毒属，能抵抗乙醇和乙醚等一般消毒剂，耐低温、耐酸，但不耐热，对紫外线、甲醛和苯酚敏感。引发手足口病的肠道病毒有 20 多种，以肠道病毒 71 型（EV71）和柯萨奇病毒 A 组 16 型（CA16）最为常见。其中，EV71 是重症手足口病的主要优势病原，中国 93% 的重症死亡病例被确诊为 EV71 感染。柯萨奇病毒 A 组 6 型（CA6）和柯萨奇病毒 A 组 10 型（CA10）在多个国家和地区引起手足口病流行。不同型别的肠道病毒感染后不能提供交叉免疫保护，因此机体可重复感染。患者和肠道病毒无症状感染者为传染源，主要经粪–口途径传播，也可经呼吸道（飞沫、咳嗽和打喷嚏等）传播，亦可因接触患者口鼻分泌物、皮肤或黏膜疱疹液及被污染的手和物品等造成传播。

◆ 临床表现

手足口病的潜伏期为 2 ～ 10 天，通常为 3 ～ 5 天。多数病例急性起病，发热，口腔黏膜出现散在疱疹、溃疡，手、足和臀部出现斑丘疹、疱疹，可伴有咳嗽、流涕、食欲不振、口痛和流涎等症状，无中枢神经系统并发症，为普通型。部分病例仅表现为皮疹而无发热。多在 1 周内痊愈，预后良好。也有部分病例仅口腔出现疱疹，病程中手、足、臀部不出现皮疹，即表现为疱疹性咽峡炎。少数病例（尤其是 3 岁以下者）病情进展迅速，出现神经系统并发症，在发病后 1 ～ 5 天并发脑膜炎、脑炎、脑脊髓膜炎；极少数病例并发脑干脑炎、肺水肿、肺出血、心肺衰竭及严重脑功能衰竭，此类病例为危重症病例，死亡率较高，存活病例可留有后遗症。

◆ 诊断和鉴别诊断

对于手、足、口和臀部出现特征性丘疹、疱疹的患儿，临床可明确诊断患有手足口病。对于发病早期或皮疹不典型患者，需结合流行病学资料以及病原学检测来确诊。对于重症病例和暴发病例，应尽早做病原学诊断。本病需与单纯疱疹病毒引起的疱疹性龈口炎、水痘丘疹样荨麻疹和虫咬性皮炎进行鉴别。对于皮疹不典型的重症病例，需要与其他病毒性脑膜脑炎进行鉴别。

◆ 治疗

手足口病无特效抗病毒药物，主要为对症支持治疗，适当休息，清淡饮食，做好口腔和皮肤护理；退热对症，高热、不能进食者可予以补液。有神经系统并发症病例，酌情给予甘露醇控制颅内高压。重症且高热不退、有危重症倾向的患儿可酌情使用静脉注射丙种球蛋白。出现肺水肿或肺出血病例，需要积极气管插管行正压机械通气，保护重要脏器功能，维持内环境稳定。

◆ 预后

中国手足口病的重症发病率约 1%，重症病死率约 3%，总体病死率为 0.01% ～ 0.05%。普通型无并发症的手足口病患儿预后良好。并发无菌性脑膜炎的患儿无后遗症。并发脑炎、脊髓炎和脑脊髓炎的患儿后遗症的发生率约为 20%，表现为局部肢体无力或萎缩，个别残留面神经麻痹；同时合并心肺衰竭的存活患儿后遗症发生率高达 75%，表现为局部肢体无力或萎缩，吞咽困难，长期依赖呼吸机，面神经麻痹，以及惊厥缺氧致智力发育落后。

◆ 预防

免疫预防：2016 年中国成功研制的 EV71 疫苗上市使用，疫苗接种对象为 6 月龄至 5 岁儿童，基础免疫程序为 2 剂次，间隔 1 个月，可有效预防 EV71 引起的手足口病及其重症和死亡。上市前临床研究数据表明，其预防由 EV71 引起的手足口病的保护率为 97.3%，预防由 EV71

引起的重症手足口病的保护率为 100.0%。

患者管理和暴发控制：患者需隔离至发病后 10 ～ 14 天。预防手足口病应加强手卫生，养成勤洗手的卫生习惯，看护人接触儿童前、替幼童更换尿布和处理粪便后均要洗手；幼托和学校机构发生暴发流行时应停课，甚至班级封闭消毒以减少传播。

幼儿急疹

幼儿急疹是由人疱疹病毒 6 型（human herpes virus 6; HHV-6）和 7 型（human herpes virus 7; HHV-7）感染引起的急性出疹性传染病，又称婴儿玫瑰疹。其临床特征为高热 3 ～ 5 天，热退出疹。本病好发于 6 个月至 2 岁的婴幼儿，主要通过呼吸道分泌物传播。大多数病例为散发，一年四季均可发生，预后良好。

◆ 病原学

HHV-6 和 HHV-7 属于疱疹病毒 β 亚科，为双链脱氧核糖核酸（DNA）病毒。HHV-6 和 HHV-7 主要通过呼吸道分泌物和唾液传播，亦可通过输血传播。家庭成员在原发感染后无症状排毒而成为主要的传染源。4 岁以前基本上所有幼儿均感染过 HHV-6。

病毒可能通过呼吸道侵入血液而引起机体免疫反应。皮疹为病毒血症引发的皮肤局部表现。本病发热期内，可从患儿的外周血淋巴细胞、唾液，甚至脑脊液中检测到病毒。原发感染后，病毒可潜伏在外周血单核细胞或者巨噬细胞、唾液腺、脑组织和支气管的腺体内，在一定条件下可被激活。通常，正常机体在病毒激活后无症状，但在免疫低下或者移植患者中可引起临床症状。

◆ **临床表现**

幼儿急疹的潜伏期一般为 9 ～ 10 天。该病一般以高热为首发症状，持续发热 3 ～ 5 天，体温高达 39℃ 或以上，约半数 HHV-6 感染婴儿伴随上呼吸道症状，咽部可见充血伴有颈部及枕后淋巴结轻度肿大及轻度眼睑浮肿。约 1/3 患儿伴有呕吐和腹泻，10% ～ 15% 患儿在发热期可发生惊厥。发热持续 3 ～ 5 天后体温骤退，在热退同时或稍后出现玫瑰色斑疹或斑丘疹，压之褪色，很少融合，首现于躯干，迅速波及颈部、面部及四肢，皮疹无明显痒感，持续 2 ～ 3 天消退，无色素沉着或脱屑。有报道 HHV-6 感染可引起脑炎、肝炎、肺炎和血小板减少性紫癜等并发症。

◆ **诊断和鉴别诊断**

主要根据年龄、病史和临床表现诊断幼儿急疹。6 月龄以上婴幼儿骤起高热，发热持续 3 ～ 5 天后体温下降并出现全身斑丘疹，无特征性的出疹顺序，枕后淋巴结明显肿大，临床可诊断，尚无特异的实验室方法用于诊断 HHV-6 和 HHV-7 原发感染。幼儿急疹需要与轻型麻疹、风疹、药疹和肠道病毒感染相鉴别。

◆ **治疗**

本病为自限性疾病，无须抗病毒治疗，主要是加强护理及对症治疗。多饮水，给予易消化食物。高热时需要及时退热，以免出现惊厥，惊厥时可用镇静药。对于免疫抑制患者，HHV-6 及 HHV-7 原发感染或者激活感染后可酌情给予抗病毒药物治疗。

◆ 预后和预防

本病通常预后良好。预防可采取居家或住院隔离，直至病愈。尚无相关疫苗。

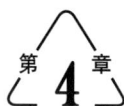

第 **4** 章
神经科病症

阿尔茨海默病

阿尔茨海默病（Alzheimer's disease; AD）是发生于老年和老年前期，以进行性认知功能障碍和行为损害为特征的中枢神经系统退行性疾病。其临床上表现为记忆障碍、失语、失用、失认、视空间能力损害、抽象思维和计算力损害、人格和行为改变等。

◆ 病因及发病机制

AD 可分为家族性 AD 和散发性 AD。家族性 AD 呈常染色体显性遗传，最为常见的是位于 21 号染色体的淀粉样前体蛋白（APP）基因、位于 14 号染色体的早老素 1 基因及位于 1 号染色体的早老素 2 基因突变。影响散发性 AD 发病的主要风险基因包括载脂蛋白 E 基因、簇集蛋白基因等。AD 的发病机制现有多种学说，其中影响较广的有 β- 淀粉样蛋白（Aβ）瀑布学说。该学说认为，Aβ 的生成与清除失衡是导致神经元变性和痴呆发生的起始事件。Aβ 由 APP 剪切产生，α- 分泌酶、β- 分泌酶和 γ- 分泌酶均参与其蛋白水解过程。在 α- 分泌酶的作用下，APP 会被剪切成水溶性片段，而在 β- 分泌酶和 γ- 分泌酶的先后作用下，

APP 会被剪切成不溶性的 Aβ40 和 Aβ42，这些不溶性的 Aβ 片段随后导致下游的级联致病过程。另一重要的学说为微管相关蛋白（tau 蛋白）学说。该学说认为，过度磷酸化的 tau 蛋白影响了神经元骨架微管蛋白的稳定性，同时导致神经原纤维缠结形成，进而破坏了神经元及突触的正常功能。此外，还有神经血管假说、细胞周期调节蛋白障碍、氧化应激、炎性机制、线粒体功能障碍等多种假说。

◆ **病理**

AD 大体病理表现为脑萎缩，颞叶，特别是海马区萎缩明显。组织病理学上的典型改变为神经炎性斑、神经原纤维缠结、神经元缺失和胶质增生。在 AD 患者的大脑皮质，海马，某些皮质下神经核如杏仁核、前脑基底神经核和丘脑存在大量的神经炎性斑，以 Aβ 沉积为核心，核心周边是更多的 Aβ 和各种细胞成分。神经原纤维缠结主要在神经元胞体内产生，是含过磷酸化 tau 蛋白和泛素的细胞内沉积物。

◆ **临床表现**

AD 隐匿起病，持续进展，包括认知功能减退及伴随的生活能力减退症状和非认知性神经精神症状。按照最新分期，AD 包括两个阶段：痴呆前阶段和痴呆阶段。

痴呆前阶段

痴呆前阶段分为轻度认知功能障碍发生前期（pre-mild cognitive impairment; pre-MCI）和轻度认知功能障碍期（mild cognitive impairment; MCI）。在轻度认知功能障碍发生前期，没有任何认知障碍的临床表现或仅有极轻微的记忆力减退。而在轻度认知功能障碍期，主要表现为记忆力轻度受损，学习和保存新知识的能力下降，其他认知域，如注意力、执行能力、语言能力和视空间能力也可出现轻度受损，但不影响基本日常生活能力，达不到痴呆的标准。

痴呆阶段

痴呆阶段即传统意义上的 AD，此阶段患者认知功能损害导致了日常生活能力下降，根据认知损害的程度大致可以分为轻、中、重 3 期。

轻度：患者主要表现为记忆障碍，以近事记忆减退为主，随后出现远期记忆减退，可出现视空间障碍，面对生疏和复杂的事物容易出现疲乏、焦虑和消极情绪，还会表现出人格方面的障碍，如不爱清洁、不修边幅、暴躁、易怒、自私多疑。

中度：患者记忆障碍继续加重，还可出现思维和判断力障碍、性格改变和情感障碍，掌握新知识和社会接触能力减退，逻辑思维、综合分析能力减退，定向力障碍，言语重复、计算力下降，出现明显的视空间障碍，有失语、失用、失认或肢体活动不灵等局灶性脑部症状。

重度：患者上述各项症状逐渐加重，情感淡漠、哭笑无常、言语能力丧失、生活不能自理而卧床，与外界丧失接触能力。四肢出现强直或屈曲瘫痪，括约肌功能障碍。常可合并如肺部及尿路感染、压疮，以及全身性衰竭症状等并发症而死亡。

AD 的痴呆前阶段和痴呆阶段是一个连续的病理生理过程。在 AD 临床症状出现前的 15～20 年脑内就开始出现 Aβ 和 tau 蛋白的异常沉积，当患者出现认知功能减退的临床症状时，脑内已有显著的神经元退行性改变和缺失。

◆ **诊断**

临床上主要依据患者临床表现、适当的辅助检查及神经心理学检查而做出诊断。2011 年，美国国立老化研究所和阿尔茨海默协会制定了 AD 不同阶段的诊断标准，并推荐 AD 痴呆阶段的诊断标准用于临床。

很可能的 AD 痴呆

核心临床标准：①符合痴呆诊断标准。②起病隐袭，症状在数月至数年中逐渐出现。③有明确的认知损害病史。④表现为遗忘综合征（学习和近记忆下降，伴 1 个或 1 个以上其他认知域损害），或者非遗忘综合征（语言、视空间或执行功能三者之一损害，伴 1 个或 1 个以上其他认知域损害）。

排除标准：①伴有与认知障碍发生或恶化相关的卒中史，或存在多发或广泛脑梗死，或存在严重的白质病变。②有路易体痴呆的核心症状。③有额颞叶痴呆的显著特征。④有原发性进行性失语的显著性特征。⑤有其他引起进行性记忆和认知功能损害的神经系统疾病，或非神经系统疾病，或药物过量或滥用证据。

支持标准：①在以知情人提供和正规神经心理检查得到的信息为基础的评估中，发现进行性认知下降的证据。②找到致病基因突变的证据。

可能的 AD 痴呆

有以下任一情况时，即可诊断。

非典型过程：符合很可能的 AD 痴呆诊断标准中的第 1 和 4 条，但认知障碍突然发生，或病史不详，或认知进行性下降的客观证据不足。

满足 AD 痴呆的所有核心临床标准，但具有以下证据：①伴有与认知障碍发生或恶化相关的卒中史，或存在多发或广泛脑梗死，或存在严重的白质病变。②有其他疾病引起的痴呆特征，或痴呆症状可用其他疾病和原因解释。

◆ 治疗

AD 的治疗包括生活护理、非药物治疗、药物治疗和支持治疗。药物治疗包括：①胆碱酯酶抑制剂可用于改善认知功能，代表性的药物有多奈哌齐等。② N- 甲基 -D- 天冬氨酸（NMDA）受体拮抗剂美金刚可用于中晚期 AD 患者。③控制精神症状可给予抗抑郁药物，如氟西汀、帕罗西汀、西酞普兰、舍曲林等，以及不典型抗精神病药，如利培酮、奥氮平、喹硫平等。

面肌痉挛

面肌痉挛（HFS）是面神经支配的肌肉发作性、反复性、不随意性收缩的现象，表现为一侧面部不自主抽搐，又称面肌抽搐。抽搐呈阵发性且不规则，程度不等，可因疲倦、精神紧张及自主运动等而加重。起病多从眼轮匝肌开始，然后涉及整个面部。该病多在中年后发生，常见于女性。

◆ 病因与发病机制

血管因素

已知有 80% ～ 90% 的 HFS 是由于面神经出脑干区存在血管压迫所致。以小脑前下动脉及小脑后下动脉为主，而小脑上动脉较少见。

非血管因素

脑桥小脑角的非血管占位性病变，如肉芽肿、肿瘤和囊肿等因素亦可产生 HFS。其原因可能是：①占位导致正常血管移位。②占位对面神经的直接压迫。③占位本身异常血管的影响如动静脉畸形、脑膜瘤、动脉瘤等。另外，后颅窝的一些占位性病变也可导致 HFS。在年轻患者中，局部的蛛网膜增厚可能是产生 HFS 的主要原因之一，而小脑扁桃体下疝畸形及先天性蛛网膜囊肿等一些先天性疾病偶可发生 HFS。

遗传因素

家族性 HFS 迄今仅有几例报道，其机理尚不明了，推测可能与遗传有关。

其他因素

面神经的出脑干区存在压迫因素是 HFS 产生的主要原因。HFS 也可见于一些全身性疾病如多发性硬化。

◆ 临床表现

HFS 病程初期多为一侧眼轮匝肌阵发性不自主的抽搐，逐渐缓慢扩展至一侧面部的其他面肌。口角肌肉的抽搐最易为人注意，严重者甚至可累及同侧的颈阔肌，但额肌较少累及。抽搐的程度轻重不等，为阵发性、快速、不规律的抽搐。初起抽搐较轻，持续仅几秒，以后逐渐延长数分钟或更长，而间歇时间逐渐缩短，抽搐逐渐频繁加重。严重者呈强直性，致同侧眼不能睁开，口角向同侧歪斜，无法说话。常因疲倦、精神紧张、自主运动而加剧，但不能自行模仿或控制其发作。一次抽搐短则数秒，长至十余分钟，间歇期长短不定。患者感到心烦意乱，无法工作或学习，严重影响着患者的身心健康。入眠后多数抽搐停止。双侧面肌痉挛者很少见。若有，往往是两侧先后起病，多一侧抽搐停止后另一侧再发作，而且抽搐一侧轻另一侧重，双侧同时发病、同时抽搐者未见报道。少数患者于抽搐时伴有面部轻度疼痛，个别病例可伴有同侧头痛、耳鸣。

◆ 治疗

药物治疗

除苯妥英钠或卡马西平等药物对一些轻型患者可能有效外，一般中枢镇静药、抑制剂和激素等均无显著疗效。

其他治疗

中医针灸：该病最好不要针灸，会加重病情。有的人当时见效，复发时症状可能更加严重。

经注射肉毒素：在一定程度上可控制面肌痉挛，一般注射一次最长能控制一年，长时间注射会产生抗药性，而且 A 型肉毒毒素可麻痹面部的神经造成人为的面瘫。反复注射的患者或多或少都会有面瘫的症状。

手术治疗：术式有面神经干压榨和分支切断术、面神经减压术、面神经垂直段梳理术、微血管减压术。

帕金森病

帕金森病是进行性的锥体外系功能障碍的中枢神经系统退行性疾病，常见于中老年人群，以静止性震颤、运动迟缓、肌强直和姿势平衡障碍为主要特征，又称震颤麻痹。

◆ 病因及发病机制

帕金森病是多因素交互作用的结果。基因易感性可能是帕金森病发病的易感因素之一。在环境因素及衰老的共同作用下，氧化应激、线粒体功能衰竭、蛋白酶体功能紊乱、免疫/炎症反应、钙稳态失衡、兴奋性毒性、细胞凋亡等机制导致黑质多巴胺能神经元大量变性、丢失，导致发病。约 10% 的患者有家族史，90% 为散发。

◆ 病理

帕金森病的病理改变主要表现为黑质多巴胺能神经元及其他含色素的神经元大量变性丢失，残留的神经细胞质内出现嗜酸性包涵体，即路易小体。多巴胺能神经元变性丢失，导致纹状体多巴胺含量显著降低，造成乙酰胆碱系统功能相对亢进。

◆ 临床表现

帕金森病患者的发病年龄平均约 55 岁。

运动症状

①静止性震颤。震颤多始于一侧上肢远端，静止位时出现或明显，随意运动时减轻或停止，紧张或激动时加剧，入睡后消失。频率为 4～6 赫兹，呈"搓丸样"动作。②肌强直。患者呈"铅管样强直"或"齿轮样强直"。可表现出屈曲体姿——头部前倾，躯干俯屈，肘关节屈曲，腕关节伸直，前臂内收，髋及膝关节略为弯曲。③运动迟缓。患者随意运动减少，动作缓慢、笨拙。起床翻身困难。瞬目减少，面容呆板，酷似"面具脸""小字征"。④姿势平衡障碍。患者行走时患侧上肢摆臂幅度减小或消失，下肢拖曳，前冲步态，冻结步态，易向前跌倒。

非运动症状

非运动症状也是帕金森病常见和重要的临床征象，而且有的可先于运动症状而发生。①感觉障碍。患者早期即可出现嗅觉减退，中晚期常有肢体麻木、疼痛。②自主神经功能障碍。自主神经功能障碍包括便秘、多汗、脂溢性皮炎（油脂面）等。疾病后期可出现性功能减退、排尿障碍或体位性低血压，胃肠运动功能减退。③精神障碍。近半数患者伴有抑郁，并常伴焦虑。15% ～ 30% 的患者在疾病晚期发生认知障碍乃至痴呆，以及幻觉。④睡眠障碍。睡眠障碍包括不安腿综合征和快动眼睡眠行为障碍（RBD）。

◆ **诊断**

帕金森病的诊断主要依据静止性震颤、肌强直、运动迟缓和姿势平衡障碍。①诊断主要依靠临床表现。②需要与帕金森叠加综合征鉴别：包括进行性核上性麻痹、多系统萎缩、路易体痴呆及皮质基底节变性等。③青年起病的帕金森需要与多巴反应性肌张力障碍、肝豆状核变性等疾病鉴别。④继发性帕金森综合征鉴别：包括脑血管、重金属中毒、药物源性、感染等因素。⑤提示非原发性帕金森病的线索：早期出现的严重认知功能障碍、自主神经功能障碍，幻觉，小脑共济失调，锥体束征，假性延髓麻痹，严重的垂直性眼球活动障碍和水平活动障碍，肢体失用，皮层复合感觉的缺失等。

◆ **治疗**

早期帕金森病的药物选择策略

早发型患者不伴智能减退，可选择如下治疗方案：①非麦角类多巴胺受体激动剂，如普拉克索、吡贝地尔和罗匹尼罗等。②单胺氧化酶 B（MAO-B）抑制剂，如司来吉兰、雷沙吉兰。③金刚烷胺。④复方左旋多巴，如美多芭、息宁。⑤左旋多巴＋卡比多巴＋儿茶酚－氧位－甲基转移酶（COMT）抑制剂，如达灵复（Stalevo）。

晚发型或伴智能减退的患者一般首选复方左旋多巴治疗。随症状加重、疗效减退时可添加多巴胺受体（DR）激动剂、MAO-B 抑制剂或 COMT 抑制剂治疗。抗胆碱能药尽可能不用，尤其对老年男性患者有较多副作用。

对于震颤明显而其他抗帕金森病药物疗效欠佳者可选用抗胆碱能药，如苯海索。

中晚期帕金森病的药物选择策略

对于 DR 激动剂、MAO-B 抑制剂、金刚烷胺等效果已经不佳的患者，应当及时添加复方左旋多巴的治疗。中晚期患者若症状控制不佳，可以适当增加复方左旋多巴、DR 激动剂、MAO-B 抑制剂或 COMT 抑制剂的剂量。

三叉神经痛

三叉神经痛是三叉神经分布区内反复发作的阵发性剧烈疼痛，全称为原发性三叉神经痛。

◆ 病因与发病机制

三叉神经痛病因尚未完全明了。周围学说认为病变位于半月神经节到脑桥间部分，是由于多种原因引起的压迫所致；中枢学说认为三叉神经痛为一种感觉性癫痫样发作，异常放电部位可能在三叉神经脊束核或脑干。三叉神经痛的发病机制仍在探讨之中。较多学者认为是各种原因引起三叉神经局部脱髓鞘产生异位冲动，相邻轴索纤维伪突触形成或产生短路，轻微痛觉刺激通过短路传入中枢，中枢传出冲动亦通过短路传入，如此叠加造成三叉神经痛发作。

◆ **病理**

三叉神经痛患者三叉神经感觉根切断术活检可见神经节细胞消失、炎症细胞浸润，神经鞘膜不规则增厚、髓鞘瓦解，轴索节段性蜕变、裸露、扭曲、变形等。电镜下可见郎飞节（Ranvier's node）附近轴索内集结大量线粒体，后者可能与神经组织受机械性压迫有关。

◆ **临床表现**

三叉神经痛以成年及老年人多见，40 岁以上患者占 70% ～ 80%，女性多于男性。三叉神经痛局限于三叉神经 1 或 2 支分布区，以上颌支、下颌支多见。该病发作时表现为面颊上下颌及舌部明显的剧烈电击样、针刺样、刀割样或撕裂样疼痛，持续数秒或 1 ～ 2 分钟，突发骤止，间歇期完全正常。患者口角、鼻翼、颊部或舌部为敏感区，轻触可诱发，称为扳机点或触发点。严重病例可因疼痛出现面肌反射性抽搐，口角牵向患侧，即痛性抽搐。病程呈周期性，发作可为数日、数周或数月不等，缓解期如常人。随着病程迁延，发作次数逐渐增多，发作时间延长，间歇期缩短，甚至持续发作，很少自愈。神经系统查体一般无阳性体征，患者主要表现因恐惧疼痛不敢洗脸、刷牙、进食，面部和口腔卫生差、面色憔悴、情绪低落。

◆ 诊断与鉴别诊断

诊断

根据疼痛发作部位、性质、面部扳机点及神经系统无阳性体征可确诊典型的三叉神经痛。

鉴别诊断

继发性三叉神经痛：疼痛为持续性，伴患侧面部感觉减退、角膜反射迟钝等，常合并其他脑神经损害症状。

牙痛：持续性钝痛，局限于牙龈部，可因进食冷、热食物加剧。

舌咽神经痛：常见于年轻妇女，局限于扁桃体、舌根、咽及耳道深部，即舌咽神经分布区的阵发性疼痛。吞咽、讲话、哈欠、咳嗽常可诱发疼痛。在咽喉、舌根扁桃体窝等触发点用 4% 可卡因或 1% 丁卡因喷涂可阻止发作。

◆ 治疗

药物治疗

卡马西平：首选治疗药物，有效率 70% ～ 80%。首次剂量 0.1 克，2 次 / 日，每日增加 0.1 克，至疼痛控制为止，最大剂量不超过 1.0 克 / 日。有效剂量维持治疗 2 ～ 3 周后，逐渐减量至最小有效剂量，再服用数月。不良反应可见头晕、嗜睡、口干、恶心、消化不良等，多可消失。出现皮疹、共济失调、再生障碍性贫血、昏迷、肝功能受损、心绞痛、精神症状时立即停药。孕妇忌用。

苯妥英钠：初始剂量 0.1 克，3 次 / 日口服。无效可加量，最大剂量不超过 0.4 克 / 日。出现头晕、步态不稳、眼球震颤等中毒症状应减量至中毒反应消失为止，维持量。疼痛消失后逐渐减量。

加巴喷丁：第1日0.3克，1次/日口服，此后酌情加量，最大剂量1.8克/日。副作用有嗜睡、眩晕、步态不稳，继续使用症状可减轻或消失。孕妇忌用。

普瑞巴林：起始剂量75毫克/次，2次/日，或50毫克/次，3次/日。1周内可增加至150毫克/次，2次/日。不良反应有头晕、嗜睡、共济失调，呈剂量依赖性。停用时建议1周内逐渐减停。

可同时辅助大剂量维生素 B_{12} 1000～2000微克，肌内注射，2～3次/周，4～8周为1疗程。

其他治疗

封闭治疗：服药无效或有明显副作用、拒绝手术治疗或不适于手术治疗者，可试用乙醇或甘油封闭三叉神经分支或半月神经节，破坏感觉神经细胞，可达止痛效果。不良反应为注射区面部感觉缺失。

经皮半月神经节射频电凝疗法：选择性破坏半月神经节后无髓鞘A及C纤维（传导痛、温觉），保留有髓鞘Aa及β粗纤维（传导触觉），疗效达90%以上，适用于年老体衰有系统疾病、不能耐受手术者。治疗后约20%出现面部感觉异常、角膜炎、咀嚼肌无力、复视、带状疱疹等并发症。重复应用有效。

手术治疗：三叉神经感觉根部分切断术或伽马刀治疗，止痛效果确切。近年来广泛应用最安全有效的手术为三叉神经显微血管减压术，止痛同时不产生感觉及运动障碍，但可出现听力减退、气栓及滑车、展、面神经暂时性麻痹等并发症。

睡眠行为障碍

睡眠行为障碍是指发生于入睡期、睡眠中或者醒转过程中的令人不愉快的发声、躯体动作或者精神活动，又称异睡症（parasomnias）。按照 2005 年睡眠疾病国际分类第 2 版（ICSD-2），本组疾病包括非快动眼睡眠（NREM）觉醒障碍、快动眼睡眠（REM）觉醒障碍及其他睡眠行为障碍等 3 类 20 余种睡眠疾病。

◆ 病因与发病机制

睡眠行为障碍的病因尚不完全明确。遗传倾向、个体性格特征、精神心理因素与该病有一定关系；此外，该病与高热、烟酒过度、药物滥用、睡眠剥夺和睡眠不规律等亦有一定关联。神经系统的某些疾病可能最早表现为睡眠行为障碍，例如锥体外系疾病患者可在神经症状显现之前数年乃至数十年出现快速眼动睡眠期行为障碍。

◆ 临床表现

NREM 觉醒障碍

NREM 觉醒障碍包括意识模糊性觉醒、夜惊症和睡行症，常发生于夜间睡眠前半期的非快速眼动期。患者意识状态尚未完全清醒并出现某些怪异的动作或行为，清醒后对所发生的事件不能回忆。儿童期的觉醒障碍多无精神或心理问题，然而成人患者常与精神或心理异常有关，针对精神治疗其觉醒障碍并无明显改善。患儿对梦境多不能回忆或缺乏具体内容，成人则多可叙述生动的梦境。

REM 觉醒障碍

REM 觉醒障碍系指发生于快速眼动睡眠期间的各种行为异常，包括梦魇、睡眠瘫痪、快速眼动睡眠行为异常、快速眼动睡眠相关性窦性停搏、睡眠相关性阴茎勃起障碍和睡眠相关性阴茎痛性勃起。

其他睡眠行为障碍

按照国际睡眠行为障碍分类，对于尚不能归类的夜间睡眠行为异常纳入其他睡眠行为障碍，包括磨牙症、睡眠遗尿症、睡眠相关性异常吞咽综合征、夜间发作性肌张力障碍、夜间猝死综合征、原发性打鼾、婴儿睡眠呼吸暂停综合征、先天性中枢性低通气综合征、婴儿猝死综合征、婴儿良性睡眠性肌阵挛。其中最常见的是磨牙症和睡眠遗尿症。

◆ **诊断与鉴别诊断**

诊断标准

睡眠行为障碍的诊断根据 ICSD-2 的标准。

NREM 觉醒障碍

①意识模糊性觉醒。从夜间睡眠或白天小睡中醒来时反复出现的精神错乱或行为紊乱。②睡行症。睡眠期出现的下床行走；持续睡眠，意识状态发生改变，或行走过程中判断力受损，至少包括以下 1 项：难以唤醒、唤醒后出现精神错乱、日常行为出现在不恰当的时间点、不合适或无意义的行为、危险或潜在危险的行为。③夜惊症。夜间睡眠过程中突发惊恐或尖叫，伴有自主神经系统受累表现；至少伴有以下 1 项：难以唤醒、唤醒后精神错乱、对发作过程完全或部分不能回忆、危险或潜在危险的行为。

REM 觉醒障碍

REM 觉醒障碍必须满足 2 个条件：①多导睡眠图（PSG）显示 REM

期骨骼肌失弛缓。②满足以下至少 1 项，包括既往具有与睡眠相关的具有伤害性、潜在伤害性或破坏性行为；视频 PSG 记录到 REM 期的异常行为；REM 期不出现癫痫样脑电活动，或 REM 期异常行为与癫痫样发作无关；可以排除其他类型的睡眠障碍、药物性或神经性障碍、精神障碍、药物滥用或毒品成瘾。

鉴别诊断

意识模糊性觉醒。正常人的意识模糊性觉醒一般有诱因，如在过度疲劳、饮酒或严重睡眠不足等情况下出现，或者被突然叫醒时出现，可有短暂的意识模糊阶段，持续不超过 10 分钟，多偶尔发生；睡行症一般发生于入睡初的 NREM 期，一般表现为复杂的动作和运动，持续一段时间后继续睡眠。

睡瘫症。睡瘫症需与低钾性麻痹及失张力性癫痫相鉴别，低钾性麻痹极少全身完全麻痹，且持续时间长，电解质检查可发现血钾低于 3.5 毫摩 / 升，补钾后可缓解；失张力性癫痫一般白天觉醒时多见，脑电图（EEG）可发现痫性放电。

梦魇。梦魇需与睡惊症及单纯噩梦相鉴别。睡惊症多发生于前半夜和 NREM 期，发作时呈半醒状态，醒后不能回忆，可再次入睡，自主神经症状更明显，多有行为异常；单纯噩梦一般不会惊醒，通常无压迫感和肢体运动不能感。

睡行症。睡行症需与癫痫精神运动性发作、REM 觉醒障碍、睡惊症相鉴别。癫痫精神运动发作刻板单调，查 EEG 可见痫性放电，抗癫痫治疗有效；REM 觉醒障碍一般老年人常见，异常行为常暴发猛烈，与 REM 期梦境有关，氯硝西泮治疗有效；睡惊症多以尖叫起病，表现为极度恐惧、交感兴奋等。

睡惊症。夜间惊恐发作一般出现于入睡前或觉醒后，发作时意识清楚，突然惊恐不安，伴交感亢进、濒死感等，持续时间一般在 1 小时以内，多见于神经症、甲亢、低血糖、药物滥用戒断等；梦中焦虑发作多见于后半夜，噩梦导致惊醒，醒后有焦虑恐怖情绪，无行为异常，事后能清楚回忆。

◆ 治疗

NREM 觉醒障碍

NREM 觉醒障碍的治疗包括：尽量避免睡眠不足、影响睡眠的药物、酒精等；治疗其他伴随的睡眠疾病；确保异睡症患者安全，尽量不要叫醒患者；按时醒来，心理治疗和催眠可能对疾病有效。对意识模糊性觉醒患者，如保守治疗无效，可使用米帕明、氯米帕明或小剂量氯硝西泮。成年睡行症患者，可使用苯二氮卓类药物，夜惊症患者可使用苯二氮䓬类、米帕明、帕罗西汀等药物。

REM 觉醒障碍

REM 觉醒障碍多无须治疗，继发于其他疾病（神经变性病、边缘叶脑病等）的 REM 觉醒障碍以治疗原发病为主。研究表明，特定的认知行为治疗，如清醒时梦境模拟、脱敏治疗或催眠等可能有效。此外，氯硝西泮对 REM 觉醒障碍可有较好疗效，哌唑嗪、曲唑酮可改善梦魇症状。

其他睡眠行为障碍

其他睡眠行为障碍如睡眠相关的解离症、睡眠遗尿症、梦呓症、头爆炸感综合征等均具有良好的预后，一般无须治疗。如严重影响患者日常生活，氯米帕明、硝苯地平、氟桂利嗪、氯硝西泮、托吡酯等治疗可能有效。

头　痛

头痛是指头颅上半部（眉弓、耳郭上部和枕外隆突连线以上）的疼痛，是常见的临床症状。头面部及颅内外组织的痛觉主要由三叉神经、面神经、舌咽神经、迷走神经以及颈 1～3 神经（枕大神经、枕小神经、耳大神经）等支配并沿相应的神经结构传导至中枢。颅外只有部分结构对疼痛敏感，它们包括颅外的骨膜、关节面、帽状腱膜、肌肉、皮下组织、头皮、脑膜中动脉、颞浅动脉、眼、鼻（包括鼻旁窦）、耳（外耳及中耳）、牙和口腔黏膜；而颅内的痛敏结构有颅内静脉窦及其大分支、脑底部的硬脑膜、硬脑膜之中的动脉、软脑膜－蛛网膜之中的动脉、大脑镰、小脑幕，以及上述传导头面部疼痛的神经。颅骨、脑实质、大部分硬脑膜、软脑膜、蛛网膜、室管膜和脉络膜丛对疼痛均不敏感。

◆ 发生机制

头痛产生的主要机制包括：①颅内外动脉的扩张，多见于颅内感染、代谢性疾病、中毒性疾病等。②颅内痛觉敏感组织被牵拉或移位，多见于颅内肿瘤、颅内血肿、脑积水和低颅压等。③颅内外感觉敏感组织炎症，如脑膜刺激性头痛。④颅外肌肉的收缩，如紧张型头痛。⑤传导痛觉的脑神经和颈神经直接受损或炎症，如三叉神经痛、枕神经痛等。⑥眼、耳、鼻、牙齿病变疼痛的扩散，如牵涉性头痛等。⑦高级神经活动障碍，见于神经症和重症精神病。在发生上述头痛过程中有致痛的神经介质参与，如 P 物质、神经激肽 A、5- 羟色胺（5-HT）、组胺、降钙素基因相关肽、血管活性肠肽和前列腺素等。

◆ 分类

头痛分类十分复杂，全球范围内不同学者分类各异，为此，国际头痛学会对其分类标准进行了多次修订。2004 年 1 月发表了国际头痛疾病分类第 2 版，2005 年 5 月又发表了国际头痛疾病分类第 2 版第 1 次修订本（ICHD-II R1）。最新的分类标准共分 3 部分 14 类，病种达 250 多种，概述如下。

原发性头痛

①偏头痛。②紧张型头痛。③丛集性头痛和其他三叉自主神经性头痛。④其他原发性头痛。

继发性头痛

①头和 / 或颈部外伤所致的头痛。②头或颈部血管疾患所致的头痛。③非血管性颅内疾患所致的头痛。④物质或其戒断所致的头痛。⑤感染所致的头痛。⑥内环境稳态失衡所致的头痛。⑦头颅、颈部、眼、耳、鼻、鼻旁窦、牙齿、口腔或其他头面部结构疾患所致的头痛或面痛。⑧精神疾患所致的头痛。

脑神经痛、中枢性和原发性面痛以及其他头痛

①脑神经痛和中枢性疾患所致的面痛。②其他类头痛、脑神经痛、

中枢性或原发性面痛。

◆ **诊断注意事项**

头痛的诊断，首先是区别原发性和继发性头痛。原发性头痛的诊断首先应排除其他原因引起的继发性头痛。应从患者的病史、症状和体征、实验室检查、影像学检查结果等方面逐步缩小鉴别诊断的范围。在鉴别诊断时，对于具备以下特点者尤其需要重视其为继发性头痛的可能性：新发或突发头痛、既往头痛特征（表现、强度、部位、频率和对药物的反应等）改变或恶化、50岁以上、有肿瘤史、有系统性疾病或免疫缺陷史、发热、颈强直、视乳头水肿、局灶性体征、妊娠或产后、触发性头痛（体力活动、咳嗽或直立体位等触发）或睡眠中痛醒的患者。

头痛诊断时，应特别注意以下几点：患者的年龄、头痛的出现时间、部位（让患者指出具体部位）、发生频率、性质、持续时间、使之加重和缓解的因素、有无先兆及伴随症状、既往就诊的情况等。

头痛的起病方式

突发性剧烈头痛首先应怀疑蛛网膜下腔出血和脑出血。其他急性起病的头痛有头部外伤、颅内感染、高血压性头痛、腰椎穿刺后头痛、青光眼和中耳炎等。亚急性头痛多见于脑肿瘤、慢性硬膜下血肿、慢性脑膜炎（真菌性、结核性、癌性脑膜病）、颞动脉炎和鼻旁窦炎等。慢性或反复发作性头痛多见于紧张型头痛、偏头痛或丛集性头痛等。

头痛的部位

头痛按头部的神经和血管分布具有一定的规律性。当某一个或几个分支有了病变或受到损害时，就可以首先出现该部位的头痛，如一侧三叉神经第 1 支分布区有病变，则疼痛主要位于病变侧的神经分布区。通常由颅外病变引起的头痛与病变侧相一致，或位于病灶附近，常见的眼源性、鼻源性和牙源性头痛，疼痛部位大多与这些器官相连。头痛如果是发作性且为偏侧性，则应首先怀疑偏头痛，但偏头痛中也有左右交替或双侧疼痛者。双侧头痛伴有枕、项和肩部僵硬时，以紧张型头痛的可能性大，但蛛网膜下腔出血、脑膜脑炎和颅内高压也有可能。额部疼痛，必须除外额窦炎、筛窦炎和青光眼。急剧上眼眶痛及眼痛，伴有复视和同侧眼周围感觉减退时，首先要考虑海绵窦动脉瘤或动静脉瘘。另外，动脉瘤也可出现三叉神经第 1 支分布区的疼痛和感觉障碍、眼球突出和以眼外肌麻痹为特征的眶上裂综合征。青光眼引起的头痛，多位于眼周围或眼睛上部（额眶部）。一侧枕大神经病变时，疼痛主要位于该侧枕颈部。然而，头颅深部病变或颅内病变时，头痛部位与病变部位不一定相符合。小脑幕以上的病变，头痛多位于病变同侧，以额部为主，常向颞部放射。小脑幕以下病变（占位性病变多见），头痛多位于后枕部。垂体瘤或蝶鞍附近的肿瘤所引起的头痛，多发生于双颞部。颅内感染、出血性病变（如蛛网膜下腔出血等）和颅外感染性疾病多为全头痛，呈弥漫性，很少呈放射性。患颈肌纤维组织炎时，头痛主要位于枕颈部，且与头颈活动有密切关系。

头痛的病程

头痛若发生快且呈持续性，既往无类似发作又伴有部分体征者，常见于动脉瘤或血管畸形等所致的颅内出血；头痛发生快但持续时间短而无体征，又是反复多次发作者，多为血管性头痛；慢性持续性头痛以器质性病变引起者居多，往往伴有神经系统局灶性体征，如脑瘤、颅内血肿或颅内压增高等，常呈持续性或进展性头痛，也可伴有可长可短的缓解期。头痛持续数日者，可见于耳源性、鼻（包括鼻旁窦）源性、牙源性头痛，或腰椎穿刺后引流性头痛。头痛的病程长短与病情轻重或预后有一定关系，如紧张型头痛，尽管头痛病程很长，但其后果并不严重，预后良好。蛛网膜下腔出血所致的头痛，尽管头痛发生时间并不长，但病情却较重，预后也相对险恶。

头痛的性质

搏动性疼痛为血管源性头痛的特征，见于偏头痛、丛集性头痛、高血压性头痛、发热、使用血管扩张药后以及酒精和一氧化碳（CO）中毒等。头重感、戴帽感和头紧箍感等持续性疼痛是紧张型头痛的特征。尖锐针刺样的持续数秒至数十秒的电击样痛是神经痛的特征，见于三叉神经痛和枕神经痛等。脑肿瘤等颅内占位病变伴有的头痛（曾称为"牵引性头痛"），具有低头、愤怒和咳嗽等使头痛加重的特点。功能性头痛多为弥漫无固定部位的胀痛或钝痛。

头痛的伴随症状

①恶心、呕吐。二者常为颅内压力增高脑膜受刺激的表现，多见于颅内肿瘤或颅内感染，突发头痛伴恶心、呕吐而后头痛缓解者可见于偏头痛。②眩晕。眩晕多见于后颅窝病变，如小脑炎症、肿瘤以及椎－基底动脉供血不足等。③体位改变。脑室系统病变和后颅窝病变常有强迫头位，低颅压性头痛常于卧位时头痛消失，坐位或立位时加重。④视力障碍及其他眼部症状。颅内压增高性头痛和青光眼发作可有短暂的视力

减退或视力模糊，椎－基底动脉供血不足时也可见短暂的视力减退，偏头痛发作前多有视觉先兆，如闪光性暗点和偏盲等。出现复视伴呕吐者应高度怀疑脑肿瘤，如同时伴有发热则应考虑脑膜炎的可能，伴有眼底视乳头水肿或出血可为脑肿瘤或高血压性脑病等。⑤精神症状。紧张型头痛和功能性头痛常伴失眠、焦虑和紧张等。病变早期出现淡漠或欣快可能为额叶肿瘤或神经梅毒。⑥自主神经症状。头痛时常伴有面色苍白、多汗、心悸、呕吐以及腹泻等症状，多见于偏头痛和不典型梅尼埃病（Meniere disease）等。

头痛的加重和缓解因素

已知应激及月经等可使各类型头痛加重。紧张型头痛时，家庭、工作单位和学校的应激具有重要意义。在偏头痛中，也有因食用巧克力和冰激凌而诱发的案例。三叉神经痛及舌咽神经痛是由进食动作和会话等诱发的特有的神经痛，患者本身有时能指出其扳机点。在偏头痛发作时如使室内变暗、压迫颞动脉以及冷敷可防止动脉扩张，减轻头痛。紧张型头痛时，休息、入睡前沐浴及按摩能使头痛缓解。一般的镇痛药无效时，应考虑偏头痛（麦角胺和舒马普坦等有效）和神经痛（卡马西平和苯妥英钠等抗癫痫药有效）的可能。

除上述几点注意外，仍需完成全面的内科及神经系统体检（包括眼底检查）；有针对性地选用影像学检查，包括电子计算机断层扫描（CT）、磁共振成像（MRI）、正电子发射计算机断层显像（PET-CT）；相关辅助检查包括血尿便三大常规、血液生化、免疫检查、病原学检查和脑脊液检查等；经颅多普勒超声（TCD）及电生理检查包括脑电图、肌电图和视觉诱发电位等。

◆ 治疗

治疗头痛首先应积极预防和治疗各种原发病。对症治疗可使用除吗啡类以外的止痛药物，如各种解热镇痛剂，可根据病情顿服或短期每日2～3次服用，严重者可少量服用可待因、罗通定（颅痛定）或二氢埃托啡等。可酌情加用各种镇静剂或安定剂，对焦虑烦躁者尤宜。有抑郁表现者加用抗抑郁药物。也可针对头痛发生的机制进行选择，例如：①纠正颅内压。如颅内压高者给予脱水药和利尿剂，低颅压者应静脉给予低渗液等。②收缩扩张的血管。如偏头痛发作时应及早使用麦角碱类药物，对非偏头痛类血管性头痛则常用含有咖啡因的复方解热止痛药。③松弛收缩的肌肉。适用于肌紧张性头痛，如按摩、热疗和痛点封闭等，也可服用地西泮等镇静药，既有助于松弛肌肉，也有助于解除精神紧张。④封闭神经。用于脑神经痛，如三叉神经痛和枕大神经痛等。

第5章
眼科病证

白内障

白内障是晶状体部分或完全混浊，从而影响视力的眼部疾病。正常成年人眼的晶状体直径约9毫米，厚4～5毫米，前后表面为双凸透镜样，屈光力约为 +19D。晶状体的主要功能是对进入眼球的光线进行折射，是屈光间质的重要组成部分。晶状体主要由水和蛋白质组成，本身无血管，其营养主要来自房水。晶状体的透明性和正常的位置是维持其屈光功能的重要条件。晶状体混浊部位和程度不同，对视力的影响亦不同。

◆ 先天性白内障

先天性白内障多数在出生前即已存在，少数在出生后逐渐形成，带有先天遗传或发育障碍因素。新生儿先天性白内障的发病率约为4‰，新生盲儿中30%为白内障所致。先天性白内障多为遗传性疾病，有内生性和外生性两类。内生性者与胎儿发育障碍有关，可有遗传性。外生性者是母体或胎儿的全身病变对晶状体造成损害所致，如母体在妊娠期前6个月内患有病毒感染（如风疹、麻疹、水痘、流行性腮腺炎）、甲状旁腺功能不足及营养不良、维生素 A 缺乏、钙质代谢异常等，均可导致胎儿先天性白内障。先天性白内障多为双眼发病，静止性，少数在出生后继续发展。

先天性白内障常见 4 种类型：①全白内障，晶状体呈弥漫性混浊。②前极白内障，混浊位置在前囊中央。③后极白内障，混浊在后囊中央。④绕核性白内障，混浊围绕胚胎核，核及皮质表层透明，在晶状体的赤道部，可见呈放射状的马鞍状楔形混浊。

先天性白内障病变累及视轴后会影响患儿视觉发育，对该类患儿需尽早治疗。因儿童后发性白内障发病率极高，先天性白内障手术治疗去除混浊晶状体时需要同时处理后囊和前部玻璃体。

◆ 后天性白内障

后天性白内障是出生后发生的晶状体混浊，以老年性白内障最常见，与老年人代谢缓慢、发生退行性病变有关。其他病因（种类）有全身营养代谢异常（代谢性白内障）或局部眼病（并发性白内障）、药物（药物性白内障）、中毒（中毒性白内障）、外伤（外伤性白内障）、接触放射线（放射性白内障）、手术后残留的晶体上皮细胞增殖（后发性白内障）等。

老年性白内障多发于 40 岁以上，发病率随年龄增长而增加，65 ~ 74 岁年龄组的发病率约为 50%，75 岁以上的老人可达 70% 以上。发病率还与阳光照射强、低纬度及高海拔有关，如中国北方发病率低于南方，西藏地区发病率高于其他地区。老年性白内障初发时会引起患者视物模糊，也有以畏光、眼镜度数不断改变、色觉异常或单眼复视为早期症状者，一般双眼同时发生，但程度可以不一致。视力障碍与混浊所在的部位及密度有关，后极部或核性混浊会较早地影响视力。

按裂隙灯显微镜下所见初发混浊的位置，老年性白内障可分为皮质性白内障、核性白内障、后囊下性白内障，临床上多为混合型。晶状体皮质出现楔形混浊，由周边部向中心逐步发展，形成皮质性白内障。皮质性白内障的临床病程可分为：①初期。混浊开始于下方周边部皮质，以后在上方及两侧也出现类似混浊，此时瞳孔区混浊不明显，患者视力可接近正常。眼底镜检查在红色反光背景前可见车辐状的黑影。②肿胀期。混浊继续扩大，晶状体肿胀，且见水隙，前房变浅，少数有青光眼素质的患者可出现青光眼发作。③成熟期。晶状体内水分达到高峰后开始下降，晶状体肿胀消失但混浊增加，前房恢复正常深度。此时的视力仅能见眼前数指或见手动。老年性白内障从初起到成熟一般需要数月至数年不等。④过熟期。晶状体内水分继续丢失，体积缩小，囊膜皱缩，前房加深，病程继续发展，晶状体纤维分解溶化而成为乳糜样白色液体，发黄的核便沉到底部，称为莫尔加尼氏白内障。晶状体悬韧带若发生退行性病变，一旦发生外伤，易出现悬韧带断裂引起晶状体脱位。偶见囊膜破裂，液化的晶体皮质流出，引起晶状体过敏性葡萄膜炎或晶状体溶解性青光眼。晶状体核逐渐缓慢硬化导致黄褐色混浊，形成核性白内障。晶状体后极部囊下的皮质浅层出现金黄色或白色颗粒，呈盘状混浊，位于视轴区，称为后囊下性白内障，多见于年轻人，早期即影响视力。

老年性白内障以手术治疗为主，超声乳化联合人工晶状体植入是主流的手术方式。在早期也有人试用药物治疗，其疗效尚难肯定。

玻璃体混浊

　　玻璃体混浊是玻璃体内出现不透明体的疾病。玻璃体是位于眼球中后段的内容物。正常玻璃体是一种透明的凝胶样组织，其中99%是水，还有少量胶原、透明质酸等成分。玻璃体具有重要的屈光功能，并对眼球起支持作用。由于玻璃体本身无血管及神经组织，新陈代谢缓慢，其营养和代谢是通过邻近组织的扩散来完成的。故玻璃体混浊大多是在周围组织病变的影响下发生和发展的。很多时候它不是一种独立的眼病，而是眼科临床常见体征之一。

◆ 病因

　　引起玻璃体混浊的因素有很多，常见的有：①炎性玻璃体混浊。如虹膜睫状体炎、视网膜脉络膜病变等引起的炎性渗出物、细胞、坏死组织及色素颗粒等附着于玻璃体纤维组织而产生多种不同类型的混浊表现。②外伤性玻璃体混浊。如机械性眼外伤导致的眼内出血混浊，眼球穿通伤、眼内异物存留及继发感染引起的混浊。③玻璃体变性混浊。多见于老年人和高度近视眼，主要是玻璃体发生变性、凝缩和液化导致的，可有絮状、丝状、结晶样的混浊物。④玻璃体出血。最为常见。玻璃体本身无血管，其出血常来源于周围的视网膜、脉络膜血管，常见于患有高血压、糖尿病等的老年人。⑤先天残留在玻璃体内的胚胎细胞或组织、寄生虫和肿瘤等也会导致玻璃体混浊。

◆ 临床表现

　　患者眼前有黑影，黑影随眼球运动而飘动。玻璃体混浊的部位和程度的不同，对视力影响的程度也不一样。轻度的如玻璃体变性混浊不影响视力，而由炎症和出血导致的严重玻璃体混浊，不同程度地影响视力。

◆ **检查与诊断**

检眼镜或裂隙灯下 90D 镜检查可见尘状、条状、网状或絮状等不同形态的混浊玻璃体随眼球运动而飘动。玻璃体炎症及出血混浊严重者可看不清眼底或无红色反光。B 型超声波检查可辅助诊断。

◆ **治疗**

轻度的如玻璃体变性混浊不影响视力，无须治疗；而由炎症和出血导致的严重玻璃体混浊影响视力较大，应积极针对发病原因进行治疗，必要时进行玻璃体切除手术治疗。

干眼病

干眼病是以泪膜稳态的丧失并伴有眼表症状为特征的一种眼表多因子疾病。

◆ **病理、病因及分类**

干眼病大致可分为泪液动力学异常和眼表上皮的异常，但有时两者会同时出现。

按照病因大概可分为 4 个类型：①水样液缺乏性干眼。主要是泪腺功能低下所致，如先天性无泪症、某些自身免疫性疾病、感染、外伤以及部分眼科手术引起的干眼。②黏蛋白缺乏性干眼。如史－约综合征、眼类天疱疮、沙眼、化学伤等引起的干眼。③脂质缺乏性干眼。主要由睑板腺功能障碍引起的干眼。④泪液动力学异常性干眼。泪液不能均匀分布而引起的干眼。

干燥环境、空调环境、室内加热、过度阅读或者使用电子产品过多，都有可能加重干眼的症状和体征。阴凉、湿度大的环境则可以减轻症状和体征。

◆ **临床表现及并发症**

干眼病最常出现的症状有眼疲劳、异物感、干涩感、烧灼感、眼胀感、眼刺痛、畏光或者眼红等，应该仔细询问患者的病史，以及仔细查体，寻找导致干眼的病因。

干眼病最常出现的体征有球结膜血管扩张、泪河浅或者中断、角膜点染以及睑板腺开口堵塞等。

干眼病早期可以影响视力，随着病情发展，可能会出现丝状角膜炎，晚期可能会出现角膜溃疡、角膜穿孔、细菌感染或者角膜瘢痕等。

◆ **诊断**

干眼病的诊断需要结合病史、症状、体征和客观检查，各国的诊断标准并未统一。单一的病史、症状、体征和检查不可以诊断干眼，不论是主观的病史、症状还是客观的体征、检查结果对干眼的诊断都是很重要的，必须结合起来综合考虑。

◆ **治疗**

干眼病的治疗有很多的方式，主要依照患者本身的病情轻重来决定治疗方式，国际干眼治疗小组建议依照病情严重程度来分级治疗。

I级处理：教育、环境、饮食的改善，尽量停用不良的全身性用药，使用人工泪液代用品（凝胶或膏剂）以及采用眼睑疗法。

II 级处理：如果使用 I 级方式疗效欠佳，可以增加无防腐剂人工泪液代用品、抗炎药物等，待炎症控制后使用泪点栓塞或佩戴保湿眼镜。

III 级处理：如果使用 II 级方式疗效欠佳，可以使用自体血清、脐血血清滴眼，佩戴接触镜，进行永久性泪点栓塞。

IV 级处理：如果使用 III 级方式疗效欠佳，可以使用全身抗炎药。

◆ 预防

干眼病是一种多因素疾病，其病因包含不良的环境、年龄增长以及不良生活习惯等，因此可以通过改善上述不良因素并且定期复查进行预防。

角膜炎

角膜炎是累及角膜的炎症性疾病。角膜位于眼球的最前端，清澈透明不含血管，呈半球形凸起，具有一定的曲率半径和屈光度，是眼睛重要的屈光间质。角膜暴露于外界，容易受到外伤并有感染的风险，因而角膜炎症较为常见，一旦发生病变会导致角膜混浊和角膜曲率的改变，进而影响视力。如果治疗不及时或病变扩展可能引起角膜穿孔，甚至视力丧失。

根据其病因可分为感染性和非感染性角膜炎两大类。其中，感染性角膜炎更为常见，由各种致病菌（如细菌、病毒、真菌和棘阿米巴）感染所致。不同病因的角膜炎在临床表现上既有相同点亦有不同之处，但在治疗上却有很大的区别，因此鉴别病因对治疗是非常重要的。感染性角膜炎可由致病菌直接感染角膜，也可因结膜、巩膜等临近组织病变蔓延而来，如结膜炎时可伴有角膜炎。非感染性角膜病变多由眼部其他部位组织和全身疾病引起，如睑缘炎引发的角膜病变，巩膜炎引起的周边角膜炎，一些全身性疾病如免疫性疾病、结核、梅毒等因局部免疫反应而引发角膜的病变。

角膜炎的临床表现为眼磨痛、异物感、畏光、流泪、视力下降、眼睑痉挛。检查可见眼睑红肿、睫状充血、结膜水肿、角膜灰白色混浊、病灶边界不清，病变进一步发展形成角膜溃疡，炎症反应重的患者可并发前房积脓和眼压升高。严重角膜炎可伴有虹膜睫状体炎、穿孔形成虹膜前粘连，甚至眼内炎、眼球萎缩而致失明。

◆ **细菌性角膜溃疡**

细菌性角膜溃疡以起病急、发展快为特点，一般多有角膜外伤和异物史，然后继发细菌感染导致溃疡形成，伴有慢性泪囊炎、糖尿病、体弱多病抵抗力低下者更易发病。

细菌性角膜溃疡临床常见的致病菌为葡萄球菌和绿脓杆菌。葡萄球菌性角膜溃疡病变一般位于角膜中央，呈圆形黄白色混浊灶，边界不清，很快出现角膜组织的溶解并形成溃疡向四周和角膜深部进展，常继发虹膜睫状体炎，前房内有纤维素样渗出，并形成前房积脓。前房积脓通常是无菌的。溃疡进一步进展可形成角膜穿孔，位于旁中央区的穿孔可因房水流出致虹膜堵塞穿孔处，最终形成虹膜前粘连。治疗得当多数穿孔可愈合。但在严重病例中，穿孔可导致眼内感染，形成眼内炎或全眼球炎，终致眼球萎缩、视力丧失。绿脓杆菌性角膜溃疡是发展速度更快，来势凶猛的化脓性角膜炎。其特点为潜伏期短，起病快、疼痛剧烈且视力急剧下降，伴有大量黄绿色脓性分泌物。角膜病变为黄白色浸润伴周围组织的水肿，很快形成环状角膜溃疡，并有前房积脓，2～3天即可扩展至全角膜脓肿并穿孔。最后形成眼内炎或角膜葡萄肿（即部分或全角膜膨隆）而致失明。

针对细菌性角膜溃疡及时有效的抗生素眼药水频繁点眼是非常重要的治疗措施。在致病菌尚不明确的情况下应选择广谱抗生素如左氧氟沙星、妥布霉素等每15分钟1次点眼，2小时后改为半小时1次，然后依次递减为1小时和2小时1次。疗效不好的患者应进一步行病因学检查，更换更强效的抗生素如加替沙星等，或根据细菌学检查及药物敏感试验结果选用有效的抗生素局部频繁滴眼，晚上涂抗生素眼膏，严重患者可全身应用抗生素。在感染控制后，患者眼部症状会明显减轻，可见角膜上皮逐渐修复、角膜浸润减轻、前房积脓逐渐吸收，此时可加用低浓度激素以减轻局部的炎症、减少瘢痕的形成，更好地恢复视力。

◆ 病毒性角膜炎

最常感染角膜的病毒为单纯疱疹病毒。病毒性角膜炎初次感染多在婴幼儿时期，成年阶段多为复发感染，95%的患者无法追溯到初次感染的病史，因此多为隐性感染。病毒性角膜炎很容易复发，诱发因素主要是机体抵抗力卜降，如大量使用电子产品（手机、电脑等）、熬夜、工作紧张压力大、生活不规律等。

病毒性角膜炎的易感人群为糖尿病、肿瘤术后应用化疗药、器官或骨髓移植后长期应用免疫抑制剂的患者。发病前常有上呼吸道感染或感冒等病史。由于皮质类固醇的广泛应用，病毒感染有上升的趋势。根据病毒感染的层次不同，病毒性角膜炎分为上皮型、基质型和内皮型。上皮型角膜炎发病初期，角膜上皮出现点状小囊泡，呈线状排列，以后小泡破裂且逐渐连接成树枝状，末端膨大呈结节状，临床称之为树枝状角膜炎。荧光素染色显示，中央为绿色"树枝"主干，其旁伸出末端膨大的"树枝"伴有淡绿色着色，病变区角膜感觉减退或消失，经治疗可痊愈，上皮修复，留有云翳。树枝状角膜炎继续进展范围扩大和病变加深可形成地图状溃疡（地图状角膜炎），常合并虹膜睫状体炎。溃疡愈合后可遗留伴有新生血管的斑翳或白斑，常用的抗病毒药物有更昔洛韦眼液和凝胶或阿昔洛韦眼液。树枝状和地图状角膜溃疡禁用糖皮质激素，以免病毒复制、感染扩散。基质型包括免疫性角膜基质炎和坏死型角膜基质炎，多为反复发作。免疫性角膜基质炎角膜上皮完整，基质层的不同深度可见灰白色浸润灶，边界不清，伴有新生血管长入，角膜水肿增厚，发病时间不同角膜混浊的颜色会有所不同，陈旧病变可伴有脂质沉积呈黄白色外观。坏死型角膜基质炎表现为严重的角膜混浊及组织缺损，角膜溶解、坏死脱落形成角膜深层溃疡伴有周围的白色浸润及前房的反应，病变发展快，易出现角膜穿孔。治疗除局部抗病毒药物外还需要全身应用抗病毒药，口服阿昔洛韦或更昔洛韦，严重病例可静脉输液。糖皮质激素可用于免疫性角膜基质炎的患者，但在坏死型角膜基质炎治疗中要审慎应用。角膜内皮炎主要表现为眼红、畏光、角膜呈雾状毛玻璃样外观伴有视力下降。半数患者会合并有高眼压和虹膜睫状体炎，眼部检查见角膜水肿，与水肿相对应的角膜后表面可见角膜后沉着物（KP），KP多呈羊脂状或色素羊脂状，角膜水肿严重时KP显现不清，随着水肿的消退KP显示更加明显。严重患者可见角膜内皮斑和前房积脓，治疗原则是全身和局部应用强效的抗病毒药物，在此基础上加用糖皮质激素治疗，可以选择穿透性强的糖皮质激素如醋酸泼尼松龙或地塞米松，激素一旦应用不能快速停药，要根据病情缓慢减量。伴有眼压升高者可应用局部降眼压的药物对症治疗。

◆ **真菌性角膜炎**

真菌性角膜炎多与外伤有关，常见致病菌有镰刀菌、曲霉菌和白色念珠菌等。本病起病缓慢，自觉症状较临床表现为轻。病变特点为溃疡色灰白，表面显干燥，轻微隆起，溃疡边界可见稍稍突起的免疫环，其周围可形成伪足或小卫星灶，溃疡表面有干燥的苔被附着，角膜内皮面可见有内皮斑，常伴前房积脓。病程缓慢，随着角膜的坏死和溶解最后常穿孔。该病需依靠角膜刮片染色或真菌培养来确诊，有条件的地方可用共焦显微镜检查角膜病灶交界处，可直接发现真菌病原体（菌丝）。局部应用抗真菌类药物首选 5% 那他霉素滴眼液，或 0.1% ～ 0.2% 两性霉素 B 溶液频繁滴眼，联合 0.5% 氟康唑滴眼液，好转后适当减少用药频率，获得药物敏感性试验结果后，选择其敏感药物治疗，一般选择 2 种或 2 种以上药物联合应用。病情稳定后，应维持用药 1 ～ 3 个月，以预防复发。共聚焦显微镜的检查结果对用药的时间具有指导作用；严重真菌感染（合并内皮斑、前房积脓、可疑眼内炎）者可在局部用药同时，联合口服或静脉滴注抗真菌药物治疗；局部可联合应用非甾体抗炎药。感染期局部或全身禁用糖皮质激素，以免真菌感染扩散。患者需定期复查肝肾功能。上述药物不敏感或术后复发的患者可根据病情需要，在上述治疗方案的同时，选择伏立康唑结膜下或前房内给药。对于药物治疗效果不好或药物不敏感的患者可考虑手术治疗。

◆ **棘阿米巴角膜炎**

棘阿米巴原虫多存在于污染的水和土壤中，故棘阿米巴角膜炎一般与佩戴角膜接触镜或外伤有关。患者症状明显，常有严重的、不能耐受的眼痛，异物感，流泪伴有视力下降。眼部检查体征不典型，早期可呈现角膜树枝状混浊沿神经走行，类似于病毒性树枝状角膜炎，但不伴有末端膨大，中期形成环状角膜水肿伴有 KP，类似于病毒性盘状角膜内皮炎，因此本病在早中期容易误诊。后期形成环状角膜溃疡、角膜坏死溶解，甚至穿孔。本病确诊需要角膜刮片或培养查找棘阿米巴包囊，也可应用共焦显微镜在体动态观察角膜内的包囊。对棘阿米巴角膜炎的治疗应强调早期、足量、持续及长期用药。常用药物有 0.02% ～ 0.04% 氯己定溶液和 0.02% 聚六亚甲基双胍盐酸盐溶液，可辅以氟康唑眼液滴眼。甲硝唑注射液全身静脉滴注及局部滴眼也有抗阿米巴的作用，混合感染应联合相应的抗菌药物治疗。感染期局部或全身禁用糖皮质激素。

老年性黄斑变性

老年性黄斑变性是老年人黄斑区非感染性损伤，又称年龄相关性黄斑变性、增龄性黄斑变性，是一种迟发性、进展性变性疾病，是严重威胁老年人视功能的主要眼底病变之一。该病多发生于 50 岁左右的老年人，其发病率随年龄增长呈指数级增加，是欧美国家 50 岁以上人群中视力丧失的首要原因。

◆ **病因及发病机制**

老年性黄斑变性与年龄的增长有密切关系，也与性别和种族有一定的关系，但确切的病因尚不明确。该病可能与遗传因素、环境影响、营养失调、代谢障碍、先天缺陷、后极部视网膜慢性光损伤、免疫或自身免疫性疾病、炎症、巩膜硬度的改变、中毒、心血管系统疾病等多种因素有关，是由吸烟、肥胖、饮食、光照、其他眼部疾病、肺部感染等多种危险因素长期共同作用的结果。其中，黄斑区视网膜长期慢性的光损伤，可能是引起黄斑区的视网膜色素上皮细胞和光感受器发生变性的重要基础。

老年性黄斑变性累及视网膜色素上皮、感光细胞层和脉络膜多层组织。视网膜色素上皮的衰老和退变是引起老年性黄斑变性的重要因素。人的一生中，视网膜色素上皮负担着为视网膜外层组织提供营养、维持新陈代谢的重要任务；具有吞噬及消化光感受器外节盘膜，维持其新陈代谢的复杂生物学功能。视网膜色素上皮吞噬大量光感受器外节盘膜后，消化、再回收其中有用的物质，不能消化的物质形成残余体——脂褐质存积在视网膜色素上皮内。随年龄的增长，视网膜色素上皮细胞功能减退，使其细胞内不能被消化的残余体积聚，并不断地向基底部排出，存积于视网膜色素上皮层与 Bruch 膜（玻璃膜）之间，形成大量玻璃膜疣，进而引起视网膜色素上皮 -Bruch 膜 - 脉络膜毛细血管复合体变性，导致黄斑区和后极部视网膜脉络膜发生萎缩。也可引起 Bruch 膜内胶原层增厚，以及弹力纤维层断裂，致使脉络膜毛细血管通过 Bruch 膜的裂隙进入色素上皮下或神经上皮下，形成脉络膜新生血管。由于新生血管的不良结构特点决定必然发生渗漏和出血，形成渗出型老年性黄斑变性。继而结缔组织增生，晚期形成瘢痕组织，正常的视网膜和脉络膜组织被破坏。

◆ 分型

老年性黄斑变性根据临床表现和病理改变的不同可分为两型：①萎缩型老年性黄斑变性，又称非渗出性老年性黄斑变性、干性型老年性黄斑变性。②渗出型老年性黄斑变性，又称湿性型老年性黄斑变性。两型病变的病程、眼底表现、预后和治疗各异。

◆ 临床表现

萎缩型老年性黄斑变性

萎缩型老年性黄斑变性起病缓慢，患者视力不知不觉地减退，可有视物变形，双眼程度相近，易被认为眼睛"老化"。由于视网膜各层逐步萎缩、变性，病程早期眼底后极部可见大小不一的黄白色类圆形的玻璃膜疣，可以融合，色素上皮增生或萎缩，中心凹光反射消失，后极部色素紊乱，进一步出现边界清晰的地图样萎缩区。发展至晚期可见到裸露的脉络膜大血管。

渗出型老年性黄斑变性

渗出型老年性黄斑变性临床表现为突然单眼视力下降、视物变形或出现中央暗点，另一眼可能在较长时间后出现症状。眼底后极部视网膜下出血、渗出，其中有时可见灰黄色病灶，即可能为新生血管。出血位于神经上皮下或色素上皮下，后者颜色暗红，甚至呈黑色，边缘略红，同时可有浅层鲜红色出血，附近有时可见玻璃膜疣，病变区可隆起。荧光血管造影在早期出现边界清楚的强荧光新生血管形态，称为典型的新生血管；部分患者则没有清晰的境界，称为隐匿型新生血管，迅速渗漏荧光素，其边界不清，造影晚期仍呈相对的强荧光。如大量浅层出血进入玻璃体，致使玻璃体积血，眼底不能窥入。日久，黄斑区出血机化，形成盘状瘢痕，中心视功能完全丧失。

◆ 诊断

45 岁以上患者双眼渐进性视力减退，眼底散在玻璃膜疣，或后极部视网膜脉络膜萎缩病灶，可考虑诊断为萎缩型老年性黄斑变性，同时需进行视力、眼底、眼底自发荧光、眼底荧光素血管造影术等检查以与其他引起视力下降的疾病相鉴别。突然严重视力障碍，后极部深、浅层出血伴有新生血管和玻璃膜疣或黄斑区盘状瘢痕者，即可诊断为渗出型老年性黄斑变性。行眼底自发荧光、眼底荧光素血管造影术检查发现新生血管是确定诊断的"金标准"。

◆ 治疗

对于萎缩型老年性黄斑变性，尚无任何针对性的有效治疗方法。对渗出型老年性黄斑变性治疗的最终目的是封闭视网膜下的新生血管，避免病变不断扩大，损害更多的中心视力。治疗方法包括激光光凝术、放射疗法、手术治疗、经瞳孔温热疗法、光动力疗法以及使用血管内皮生长因子（VEGF）抑制剂和类固醇皮质激素等。根据患者的具体情况，而有不同的治疗选择。

◆ 预防

黄斑变性的发生可能与光的毒性蓄积作用有关，故应避免光损伤。

在强光下活动应配戴遮光眼镜。同时应注意戒烟、控制体重等。有应用激光治疗玻璃膜疣，防止进一步演变形成老年性黄斑变性的报道，尚需进一步观察疗效。

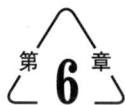

第 6 章

口腔科病证

口干症

口干症是口腔内唾液缺乏所引起的一组症状。唾液的量取决于其产生及消耗之间的平衡，如果唾液产生的量少于消耗量，则出现负平衡，表现为口干。产生口干的阈值因人而异，有些人有口干的主诉，但客观检查并无口干的征象。

◆ **病因**

多种疾病和因素可导致口干：①各种疾病引起的唾液腺分泌功能障碍，如舍格伦综合征、头颈部肿瘤放射治疗或 ^{131} 碘治疗甲状腺癌以后导致的唾液腺放射性损伤、免疫球蛋白 G4（IgG4）相关唾液腺炎等。②老年人的唾液腺发生增龄性退行性改变，腺体分泌功能减弱。③某些药物具有抑制唾液分泌的不良反应，如阿托品，抗高血压、抗抑郁药物以及利尿剂等。④精神神经因素，如精神紧张时可产生口干症状，更年期妇女易出现口干。⑤机体代谢紊乱，如糖尿病患者常有口干。⑥唾液消耗过多，如习惯性张口呼吸使唾液大量蒸发导致口干，多见于鼻炎、鼻息肉、腺样体增殖等患者。⑦体内水分不足，如脱水。

◆ **临床表现**

口干症的临床表现为口腔黏膜变干变红，表面覆盖一层黏着力很强的黏液膜。舌质红而充血，上皮萎缩，表面干裂，患者主诉舌部烧灼感，味觉异常。口唇干裂，表面覆盖痂皮。口干常造成猖獗龋或牙周病，牙齿常有缺失。患者咀嚼和吞咽困难，并可有语言障碍。

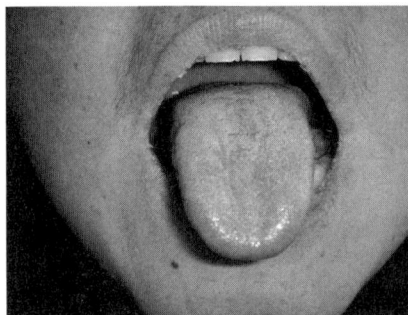

舍格伦综合征，
舌黏膜干燥，发红

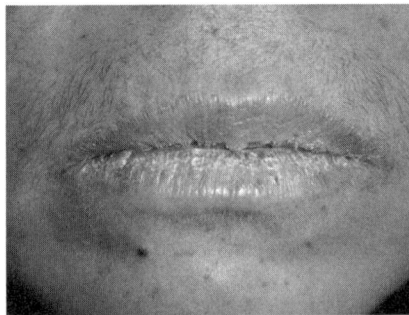

舍格伦综合征，
口唇黏膜干燥，结痂

◆ **诊断**

患者主诉口干，特别是当口腔内无口干表征时，需要通过一些客观检查来确定。常用唾液流率检测，全唾液流率低于 0.2 毫升 /15 分时，可诊断为口干症。如果唾液流率没有减少，口腔黏膜也正常，应考虑口干是由唾液消耗过多或心理精神因素所致。

◆ **治疗**

查找病因后尽量消除病因。体内水分不足者大量饮水或补液。药物不良反应所致者在可能情况下调整用药。习惯性张口呼吸者纠正不良习惯或消除引起张口呼吸的其他病因。由于唾液腺组织受损，腺实质丧失者以对症治疗为主，包括：①应用人工唾液，缓解口干。②中药治疗，采用养阴生津、清热润燥的中药。③刺激唾液分泌，可采用催唾剂如环戊硫酮，咀嚼无糖口香糖等。④加强口腔卫生，预防龋齿、牙周及口腔黏膜疾病。

口腔黏膜白斑

口腔黏膜白斑是口腔黏膜上以白色为主的病损，不具有其他任何可定义的损害特征；一部分口腔黏膜白斑可转化为癌。

◆ **病因**

口腔黏膜白斑的病因尚不明，吸烟、咀嚼槟榔、来自残根残冠和不良修复体的机械刺激等局部因素与白斑发生的关系得到一些流行病学数据支持。遗传因素以及念珠菌、人乳头瘤病毒（HPV）、人类免疫缺陷病毒（HIV）等微生物感染也可能与白斑的发生有关。

◆ **临床表现**

口腔黏膜白斑可发生于口腔黏膜任何部位，以颊、舌黏膜多见，表现为一处或多处的白色斑块状病损。患者一般无明显的自觉症状，可有不适感、粗糙感、木涩感、味觉减退、局部发硬，伴有溃疡时可有自发痛和刺激痛。白斑颜色呈乳白色或灰白色；白斑质地紧密，界限清楚，稍高于黏膜表面，与正常黏膜比较，弹性及张力降低。按照临床表现，口腔黏膜白斑分为均质型和非均质型，非均质型又分为颗粒型、疣状型和溃疡型 3 个亚型。非均质型白斑较均质型白斑的癌变可能性大。

◆ **诊断**

口腔黏膜白斑是常见的口腔黏膜斑纹类疾病，归属于口腔黏膜潜在恶性病变。临床表现以白色斑块为特点，但是并非口腔黏膜上出现的所有白色斑块均可诊断为白斑。临床上将白斑分为临时性诊断和肯定性诊断两个阶段。临时性诊断是指不能诊断为其他疾病的白色黏膜斑块，其中可能包括一部分由于局部的机械或化学刺激而引起的白色角化症；去除某些局部刺激因素1～3个月后，白色斑块依然存在时，则可作为肯定性诊断。进一步确定诊断需要根据组织活检结果做出组织学诊断。

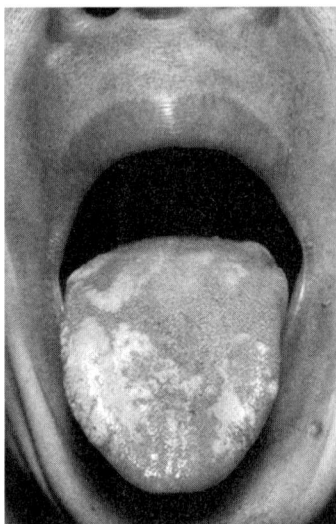

口腔黏膜白斑

◆ 治疗

口腔黏膜白斑尚无根治方法。因口腔黏膜白斑有癌变可能，需要定期随访。无异常增生或中度以下异常增生者，需要1～3个月不等地定期随访观察病情进展；伴重度异常增生者，需抓紧时间手术或采用其他理疗方法；发生癌变者需立即手术切除。

慢性唇炎

慢性唇炎是发生于唇部最常见的慢性非特异性炎症性疾病。

◆ 病因

慢性唇炎的病因不明，多与各种慢性长期持续刺激有关，如气候干燥、风吹、寒冷以及机械、化学、温度、药物等因素，或嗜好烟酒、舔唇、咬唇等不良习惯，也可能与烦躁、焦虑等精神因素有关。

◆ **临床表现**

慢性唇炎的病情特点为反复发作、时轻时重、寒冷干燥季节易发，表现为唇部干燥、灼热或疼痛，严重者出现唇部肿胀、充血，唇红部脱屑、皲裂，表面渗出结痂。有时出现糜烂、脓肿或血性痂皮，患者疼痛明显。部分患者唇周皮肤亦可受累。下唇较上唇好发。有时局部干胀发痒，患者常不自觉伸舌舔唇，或在唇部出现脱屑时用手撕扯皮屑，使唇破溃裂口、出血渗出，继发感染后唇部充血肿胀明显，甚至影响唇部的活动。

◆ **治疗**

治疗慢性唇炎时首先应除去一切刺激因素，改变舔唇、咬唇等不良习惯；避免风吹、寒冷等刺激，忌食辛辣食物。该病以局部湿敷上药为主要治疗手段，用有消炎防腐作用的药物如 0.1% 依沙吖啶溶液等浸渍消毒脱脂棉片贴敷于患处，每日 1 ～ 2 次，每次 15 ～ 20 分钟。轻轻擦拭浸软的鳞屑或痂皮后，患处涂擦油膏类药物。同时应注意加强唇部护理，注意保湿和防晒等。

龋　病

龋病是在以细菌为主的多种因素影响下，牙体硬组织发生慢性进行性破坏的疾病。致龋的因素主要包括细菌和牙菌斑、食物、宿主的易感性等。同时，龋病发病的每个过程都需要一定时间才能完成。龋病的临床特征是牙体硬组织在色、形、质各方面均发生变化，初期牙龋坏部位的硬组织发生脱矿，微晶结构改变，牙透明度下降，致使釉质呈白垩色；继之病变部位有色素沉着，局部可呈黄褐色或棕褐色。

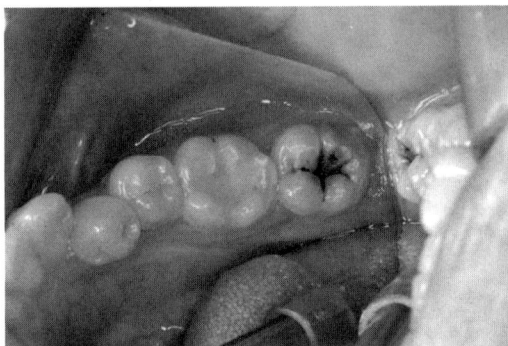

窝沟龋

◆ **龋病流行病学**

龋病的流行史可追溯至百万年前。龋病的发生随着人类进化以及经济活动的发展，特别是食物摄入量的增加而增多。评价龋病发生的广度及深度的方法和指标也应运而生。

评价方法

患龋率与龋病发病率：患龋率指在调查期间某一人群中患龋病的频率，常以百分数表示，主要用于比较和描述龋病的分布。龋病发病率指在某一特定观察期内，某人群新发生龋病的频率。

龋均：指受检查人群中每人口腔中平均龋（D）、失（M）、补（F）牙数（DMFT）。为了更准确地反映龋病流行的严重程度，可采用龋面均（DMFS）指数，"S"代表受龋病累及的牙面数（surface）。

龋病的好发部位

好发牙：恒牙列中，下颌第一磨牙患龋的频率最高，其次是下颌第二磨牙，之后依次是上颌第一磨牙、上颌第二磨牙、前磨牙、第三磨牙、上颌前牙。患龋率最低的是下颌前牙。乳牙列中，患龋率最高的是下颌第二乳磨牙，其次是上颌第二乳磨牙，之后依次为第一乳磨牙、乳上颌前牙、乳下颌前牙。

好发牙面：龋损的好发牙面以咬合面居首位，其次是邻面，再次是颊面。

中国龋病流行情况

中国于 2017 年发布的第四次全国口腔健康流行病学调查资料表明，5 岁儿童乳牙龋病的患病率为 71.9%，龋均为 4.24；15 岁青少年龋病的患病率为 44.4%，龋均为 1.2；65 ～ 74 岁老人龋病患病率为 98.0%，龋均为 13.33。

◆ **临床表现及分类**

按发病情况和进展速度可将龋病分为：①急性龋（acute caries）。病变进展较快，牙髓组织容易受到感染，产生牙髓病变，多见于儿童或青年人。②慢性龋（chronic caries）。进展慢，龋坏组织染色深，呈黑褐色，病变组织较干硬，又称干性龋。一般龋病都属此种类型。③继发龋（secondary caries）。龋病治疗后，由于充填物边缘或窝洞周围牙体组织破裂，形成菌斑滞留区，或修复材料与牙体组织不密合，留有小的缝隙，这些都可能成为致病条件产生龋病，称为继发龋。

根据牙齿表面对龋病敏感性的分类是最常见和最简单的龋病分类方法。根据牙面解剖形态可以将龋病分为 2 种类型，I 型为窝沟龋，II 型为平滑面龋（包括邻面和近颈缘或近龈缘的牙面）。

根据病变深度可将龋病分为浅龋、中龋和深龋。这一分类方法在临床上最为常用。

◆ **诊断方法**

主要有以下 5 种。①视诊：观察牙面有无黑褐色改变和失去光泽的白垩色斑点，有无腔洞形成。②探诊：利用尖头探针探测龋损部位有无粗糙、钩拉或插入的感觉。③温度刺激试验：当龋洞深达牙本质时，患者即可能述说对冷、热或酸、甜刺激发生敏感，甚至难忍的酸痛。④ X线检查：邻面龋、继发龋或隐匿龋不易用探针查出，此时可用 X 线片进行检查。⑤透照：用光导纤维装置进行照射，对检查前牙邻面龋洞很有效，可直接看出龋损部位和病变深度、范围。

◆ **治疗方法**

非手术治疗：对于一些早期釉质龋，未出现牙体缺损者，可以采用药物治疗或再矿化等技术终止或消除龋病。

手术治疗：龋病发展一旦造成牙体组织的实质性缺损，只能采用手术方法去除龋坏组织，选择适宜的充填材料修补缺损，终止龋病发展，恢复牙齿的形态与功能。主要包括银汞合金直接充填术、复合树脂直接充填术、嵌体或冠修复等。

牙龈炎

牙龈炎是牙龈组织的炎性病变，表现为牙龈红肿、口臭、出血等。该病是最常见的牙龈病，属于慢性感染性疾病，主要感染源为堆积在牙颈部及龈沟内的牙菌斑中的微生物。菌斑微生物及其产物长期作用于牙龈，首先导致牙龈的炎症反应，继而引起机体的免疫应答反应，即菌斑性龈炎，又称慢性龈炎、慢性龈缘炎、单纯性龈炎。

牙龈的炎症主要位于游离龈和龈乳头。世界各地区、各种族、各年龄段的人都可以发生，中国儿童和青少年的患病率在 70% ～ 90%，成人的患病率达 70% 以上。几乎每个人在其一生中的某个时间段都可发生不同程度和范围的牙龈炎。该病的诊断和治疗相对简单，且预后良好，但因其患病率高，治愈后仍可复发，相当一部分的牙龈炎患者可发展为牙周炎，因此预防其发生和复发尤为重要。

◆ 病因

牙菌斑是牙龈炎最重要的始动因子，其他局部因素如牙石、不良修复体、食物嵌塞、牙错位拥挤、口呼吸等可加重菌斑的堆积，加重牙龈炎症。

患牙龈炎时，龈缘附近一般有较多的菌斑堆积，菌斑中细菌的量也较健康龈多，种类也较复杂。此时菌斑中革兰氏阳性（G^+）球 / 杆菌的比例较健康时下降，而革兰氏阴性（G^-）厌氧菌明显增多，牙龈卟啉单胞菌、中间普氏菌、梭形杆菌和螺旋体比例增高，但仍低于深牙周袋中此类细菌的比例。

◆ 组织病理学改变

牙龈炎是一种慢性疾病，早期轻度龈炎患者的牙龈组织学表现与健康龈无明显界线，因为临床健康牙龈的沟内上皮下方的结缔组织中也有少量炎症细胞的浸润。

牙龈炎患者显微镜下所见的牙龈组织学变化不一。最轻度的变化临床可无表现，亚临床状况往往是炎症的早期，只是在龈沟下结缔组织中存在很少量的中性粒细胞、巨噬细胞、淋巴细胞和极少量的浆细胞，局部区域，尤其是沟上皮下方有结缔组织纤维的松解。

菌斑诱导的龈炎特征是红、肿、探诊出血，病变是可逆的，可持续存在，不会进一步发展为结缔组织附着丧失的牙周炎。

◆ **临床表现**

为便于临床描述，将牙龈分为 3 个区：①边缘龈，又称游离龈或非附着龈。其为牙龈的边缘，呈领圈状包绕牙颈部，构成龈沟的软组织壁。正常牙龈的沟底位于釉牙骨质界，用探针插入龈沟可将游离龈从牙面分开。局限于该区的炎症称为边缘性龈炎。②龈乳头。其为位于牙间区的牙龈组织，局限于该区的炎症称为龈乳头炎。③附着龈。其为与边缘龈、龈乳头连接至膜龈联合的龈组织。由边缘龈延伸至附着龈的病变称为弥漫性龈炎。该病牙龈的炎症一般局限于游离龈和龈乳头，严重时也可波及附着龈，炎症状况一般与牙颈部和龈沟内的菌斑及牙石量有关。牙龈炎一般以前牙区为多见，尤其是下前牙区最为显著。

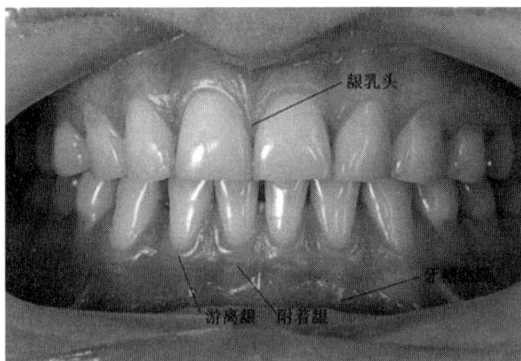

牙龈表面的 3 个区

患者的自觉症状

刷牙或咬硬物时牙龈出血常为牙龈炎患者就医的主诉症状，但一般无自发性出血，这有助于与血液系统疾病及其他原因引起的牙龈出血鉴别。有些患者可感到牙龈局部痒、胀、不适，口臭等症状。随着社会交往的不断增加和人们对口腔卫生的逐渐重视，口腔异味（口臭）也是患者就诊的重要原因和较常见的主诉症状。

牙龈色、形、质的变化

健康牙龈组织暴露于牙菌斑引起牙龈炎症，其临床的典型特征为牙龈色、形、质的改变和龈沟出血。

色泽：健康龈色粉红，某些人还可见附着龈上有黑色素。患牙龈炎时，由于牙龈组织内血管增生、充血，导致游离龈和龈乳头色呈鲜红或暗红。病变严重时，炎症充血范围可波及附着龈。

外形：健康龈的龈缘菲薄，呈扇贝状紧贴于牙颈部，龈乳头充满牙间隙，附着龈有点彩。患龈炎时，由于组织水肿牙龈冠向和颊舌向肿胀，龈缘变厚，失去扇贝状，不再紧贴牙面。龈乳头圆钝肥大。附着龈水肿时，点彩也可消失，表面光滑发亮。少数患者的牙龈炎症严重时，可出现龈缘糜烂或肉芽增生。

质地：健康龈的质地致密坚韧。患牙龈炎时，由于结缔组织水肿和胶原的破坏，牙龈质地松软，脆弱，缺乏弹性，施压时易引起压痕。当炎症较轻且局限于龈沟壁一侧时，牙龈表面仍可保持一定的致密度，点彩仍可存在。

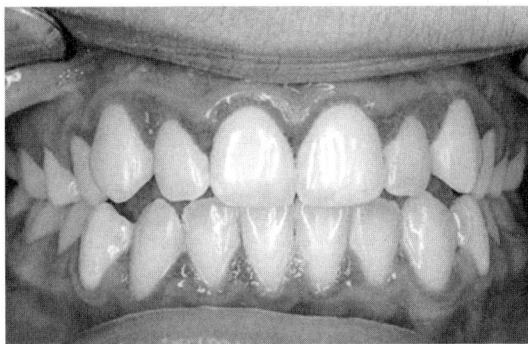

牙龈炎的临床表现

龈沟深度和探诊出血

健康的龈沟探诊深度一般不超过 2～3 毫米。当牙龈存在炎症时，探诊会出血，或刺激后出血。有时由于牙龈的炎性肿胀，龈沟深度可超过 3 毫米，但龈沟底仍在釉牙骨质界处或其冠方，无结缔组织附着丧失，X 线片显示无牙槽骨吸收。

龈沟液量

健康龈的龈沟内存在极少量的龈沟液。牙龈有炎症时，龈沟液量较健康龈增多，其中的炎症细胞、免疫成分也明显增多，炎症介质增多，有些患者还可出现龈沟溢脓。龈沟液量的增加是评估牙龈炎症的一个客观指标。也有人报告牙龈炎时，龈沟内的温度升高，但此变化尚未用于临床指标。

该病在去除菌斑、牙石和刺激因素后，病损可逆转，牙龈组织可恢复正常。

◆ 诊断与鉴别诊断

菌斑性牙龈炎的诊断主要根据临床表现，即牙龈的色、形、质的改变，但无牙周袋、无新的附着丧失、无牙槽骨吸收；龈缘附近牙面有明显的菌斑、牙石堆积，以及存在其他菌斑滞留因素等即可诊断。

牙龈炎需与早期牙周炎、血液病引起的牙龈出血、坏死性溃疡性龈炎、人类免疫缺陷病毒（HIV）相关性龈炎鉴别。早期牙周炎不仅有牙龈炎的表现，而且 X 线片显示有早期的牙槽嵴顶吸收。血液病如白血病、血小板减少性紫癜、血友病、再生障碍性贫血等，均可引起牙龈出血，且易自发出血，出血量较多，不易止住。对以牙龈出血为主诉且有牙龈炎症的患者，应详细询问病史，注意与上述血液病相鉴别，血液学检查有助于排除上述疾病。坏死性溃疡性龈炎的临床表现以牙龈坏死为特点，除了具有牙龈自发性出血外，还有龈乳头和边缘龈坏死等特征性损害，可有口臭和伪膜形成，疼痛症状也较明显，而菌斑性龈炎无自发痛和自发性出血。HIV 相关性龈炎在 HIV 感染者中较早出现，临床可见游离龈缘呈明显的线状红色充血带，称为牙龈线性红斑，被认为与白色念珠菌感染有关，血清学检测有助于确诊。

◆ 治疗

去除病因：牙菌斑是引起菌斑性龈炎的直接病因，通过洁治术彻底清除菌斑、牙石，去除造成菌斑滞留和刺激牙龈的因素，牙龈的炎症可在 1 周左右消退，牙龈的色、形、质可完全恢复正常。对于牙龈炎症较重的患者，可配合局部药物治疗。常用的局部药物有 1% 过氧化氢、0.12% ~ 0.2% 氯己定以及碘制剂，一般不应全身使用抗生素。

防止复发：菌斑性龈炎是可逆的，其疗效较理想，但也容易复发。在去除病因的同时，应对患者进行椅旁口腔卫生指导，教会患者控制菌斑的方法，使之能够持之以恒地保持良好的口腔卫生状况，并定期（每 6 ~ 12 个月 1 次）进行复查和治疗，才能保持疗效，防止复发。如果患者不能有效地控制菌斑和定期复查，导致菌斑再次大量堆积，牙龈炎是很容易复发的（约在一至数月内）。牙龈炎的预防应从儿童时期做起，从小养成良好的口腔卫生习惯，并定期接受口腔检查，及早发现和治疗。

智齿冠周炎

智齿冠周炎是第三磨牙（又称智齿）萌出不全或阻生时，牙冠周围软组织发生的炎症，是常见的口腔疾病之一。临床上以下颌智齿冠周炎多见，上颌智齿冠周炎较少见。该病症状较轻，并发症较少，治疗较简单。此处主要介绍下颌智齿冠周炎。

◆ 病因及发病机制

人类在进化过程中，由于食物日趋精细，带来咀嚼器官退化，致使颌骨逐渐退化缩小，造成牙列与颌骨的长度不协调。智齿多于 18 ～ 25 岁萌出，是牙列中最后萌出的牙，因萌出位置不足，可导致智齿萌出不全而异位或阻生，牙冠可部分或全部被牙龈覆盖。牙龈与牙体之间形成一个狭窄较深的盲袋，盲袋容易积存食物碎屑，一般刷牙漱口难以清洗干净，使之成为细菌生长繁殖的温床；加之冠部牙龈易因咀嚼食物而损伤，形成溃疡，当全身抵抗力下降、细菌毒力增强时，便可引起牙冠周围组织炎症。

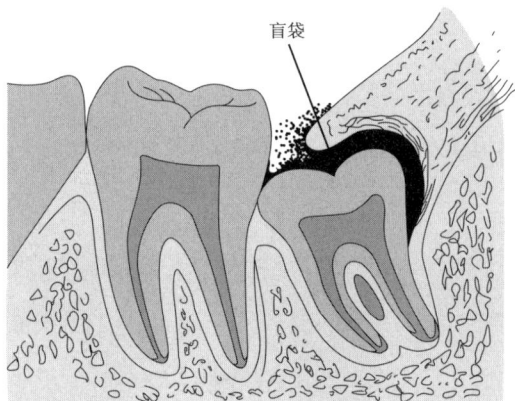

牙龈覆盖在智齿牙冠表面形成盲袋

◆ 临床表现

智齿冠周炎常发生于 18 ～ 25 岁的青少年，以下颌多见，有急性、慢性之分，临床上常以急性炎症形式出现。在急性炎症初期，患者仅感患处轻微胀痛不适，咀嚼、吞咽、开口活动时疼痛加重。如病情继续发展，局部可呈自发性跳痛，并可放散至同侧的头面部。炎症侵及咀嚼肌时，可引起不同程度的开口受限；波及咽侧则出现吞咽疼痛，导致患者咀嚼、进食及吞咽困难。检查可见龈瓣红肿糜烂，有明显触痛，探压龈袋可有脓液溢出。全身可出现不同程度的畏寒、发热、头痛、大便秘结等症状。慢性智齿冠周炎临床上多无明显症状，仅有患处轻微压痛不适，当抵抗力下降时常致急性发作。急性冠周炎进一步加重，可引起邻近组织器官或筋膜间隙的感染。

◆ 检查及诊断

临床检查可见下颌智齿萌出不全、有龈瓣覆盖、盲袋形成。牙冠周围软组织红肿、龈瓣边缘糜烂、盲袋内有脓性分泌物。有时可形成冠周脓肿，出现颌面肿胀，同侧下颌下淋巴肿大，压痛。

X 线片检查显示阻生智齿及其阻生的形态、位置。

化验检查显示急性化脓性冠周炎期常有程度不同的白细胞总数增高、中性粒细胞比例上升。

发现有阻生智齿及其周围软组织的红肿疼痛，不难诊断为智齿冠周炎。冠周炎的面颊部水肿充血，要和咬肌间隙、颊部感染等鉴别。智齿冠周炎的颊面部肿胀为反应性水肿，质软而触痛不明显，而咬肌、颊部的间隙感染为炎症浸润，硬，触痛明显，有可凹性水肿。磨牙后区的恶性肿物表现为肿块，可有疼痛与开口困难，但一般无感染病史，依照病史、X 线片及病理切片检查可做鉴别。

◆ 治疗

智齿冠周炎的治疗主要包括：①局部治疗。一是局部冲洗。用1% ～ 3% 过氧化氢溶液及生理盐水冲洗，以清除龈袋内的食物残渣、坏死组织和脓性分泌物。擦干后，盲袋内涂碘甘油或碘酚液，并用温热水或氯己定等含漱剂漱口。二是如果龈瓣附近形成脓肿，应及时切开引流，并放置引流条。②全身治疗。根据局部炎症及全身反应程度和有无其他并发症，选择抗菌药物及全身支持疗法。③患牙处理。如牙位正，能正常萌出，并有对颌牙行使咀嚼功能者，可做冠周龈瓣楔形切除术；对于下颌智齿牙位不正，无足够萌出位置，相对的上颌智齿位置不正或已拔除者，为避免冠周炎的复发，应尽早予以拔除。

◆ 预后

急性冠周炎如未能彻底治疗，则可转为慢性，以后反复发作，甚至遗留瘘管。若炎症继续扩展，可发生各种并发症。

第7章

耳鼻咽喉科病症

鼻窦炎

鼻窦炎是鼻腔感染后继发鼻窦（额窦、蝶窦、上颌窦、筛窦）的化脓性炎症。

◆ 分类

鼻窦炎分为急性鼻窦炎（acute rhinosinusitis）和慢性鼻窦炎（chronic rhinosinusitis）。

急性鼻窦炎是指起病急，病程在 4 周以内的鼻腔鼻窦黏膜炎症，可由病毒或细菌感染引起，多是严重上呼吸道感染的并发症。其临床症状主要有鼻塞、流涕、面部疼痛或胀满感，严重者可有一侧面颊部红肿，甚至发展为眶周蜂窝织炎。治疗由病毒引起的急性鼻窦炎可应用鼻喷糖皮质激素及鼻腔冲洗；治疗由细菌感染引起的急性鼻窦炎则首选 β- 内酰胺类抗菌药物口服、鼻喷糖皮质激素、鼻腔冲洗及口服黏液促排药物，如鼻塞严重可适当使用鼻用减充血剂，疗程一般不超过 1 周。

慢性鼻窦炎是耳鼻咽喉科的常见病多发病，指鼻腔和鼻窦黏膜的慢性炎症，病程至少持续 12 周，分为单纯慢性鼻窦炎（CRSwNP）和慢性鼻窦炎鼻息肉（CRSsNP）。慢性鼻窦炎在以下症状中至少包含 2 个：

如鼻塞、流涕、头痛和嗅觉减退或缺失；客观检查如鼻内镜检查鼻腔体征改变或鼻窦计算机 X 线体层扫描（CT）的影像学改变。慢性鼻窦炎最常见病因为上呼吸道感染，过敏性因素是另外一个常见病因。部分过敏性鼻炎患者同时伴有慢性鼻窦炎，因而临床应酌情对慢性鼻窦炎患者开展过敏原检测。对于炎症迁延不愈的患者，要考虑是否伴有免疫缺陷或纤毛运动功能障碍的问题。

◆ 治疗

慢性鼻窦炎治疗首选鼻喷糖皮质激素类；鼻腔冲洗对缓解症状也有帮助；通常不须使用抗菌药物，可小剂量口服大环内酯类药物，通过免疫调节发挥抗炎作用；酌情口服黏液促排药物。对于慢性鼻窦炎鼻息肉患者，可通过鼻内镜手术切除息肉，开放阻塞的鼻窦，达到减轻鼻塞症状改善通气功能的目的。同时，应坚持药物治疗及鼻腔冲洗，以减少或延缓复发；术后定期随访。影响内镜鼻窦手术疗效的因素众多，包括前期手术史、合并变态反应、合并哮喘、合并阿司匹林不耐受等。

鼻中隔偏曲

鼻中隔偏曲是引起鼻腔功能障碍的鼻中隔向一侧或两侧偏离矢状位畸形，患者会出现鼻塞、头痛和鼻出血等症状。鼻中隔偏曲的类型有"C"型、"S"型以及"嵴"（呈自前向后的条形山嵴样突起）和"棘"（呈尖锥样突起），也有呈复杂的混合形态的偏曲。

◆ 病因

鼻中隔偏曲的病因有多种。鼻中隔骨性和软骨性支架与鼻腔外侧壁发育速度不一致，儿童的腭弓高拱、面部骨骼发育速度不平衡，鼻顶和鼻底的距离缩短致鼻中隔被挤而弯向一侧，各发育时期的鼻外伤、鼻腔和鼻窦占位性病变推压鼻中隔等，均可导致鼻中隔偏曲的发生。正常成年人很少有鼻中隔完全居中的，大部分人有鼻中隔偏曲，但无与鼻中隔偏曲相关的症状，此类偏曲为生理性鼻中隔偏曲，无须处理。鼻中隔偏曲并同时伴有与偏曲相关的临床症状时，才为病理性偏曲，需临床处理以解除因鼻中隔偏曲引起的症状。

◆ **临床表现**

鼻中隔偏曲的主要表现包括：①鼻塞。鼻塞是鼻中隔偏曲最常见的症状之一，与偏曲的位置和程度有关，多见于偏曲侧，部分患者亦可表现为双侧鼻塞，非偏曲侧鼻塞多与下鼻甲代偿性肥大相关。鼻塞严重时可出现传导性嗅觉减退。②鼻出血。鼻出血多发生于偏曲侧的凸面或"嵴"及"棘"处，因此处黏膜薄、易受气流和尘埃刺激，故较易发生黏膜糜烂而致出血。③头痛。鼻中隔偏曲导致的头痛为反射性头痛，主要是偏曲部位压迫同侧中、下鼻甲导致的同侧头痛。

◆ **诊断**

部分鼻中隔偏曲患者外鼻亦可出现不同程度的畸形，常表现为斜鼻、前鼻孔大小不对称等。前鼻镜检查显示鼻中隔偏向一侧，双侧鼻腔大小不等，非偏曲侧下鼻甲常有代偿性肥大。鼻内镜检查可清楚显示偏曲全貌，尤其是中、后部的"嵴"或"棘"。在鉴别诊断中，需与鼻中隔黏膜肥厚相鉴别，用探针触及时，中隔肥厚者触之质软，偏曲者质硬。

◆ 治疗

明确患者有与鼻中隔偏曲相关的症状（鼻塞、鼻出血、头痛），应予以手术治疗。常用的手术方式有鼻中隔黏膜下矫正术、鼻中隔切除术，鼻中隔黏膜下矫正术仅切除少量偏曲的软骨和骨质，更符合鼻生理功能，并可选择性用于青少年严重鼻中隔偏曲患者。

扁桃体结石

扁桃体结石是发生于扁桃体隐窝的结石，以扁桃体上隐窝多见。

◆ 病因

扁桃体结石是由于隐窝口长期阻塞，分泌物引流不畅，干酪样物积聚导致不易溶解的钙、镁等无机盐沉淀而形成结石，其核心可为小异物、脱落的上皮细胞或细菌等。在有纤毛菌丝的周围亦常可发生结石。结石可为一个或多个，从粟米至蚕豆大小，有些包埋于黏膜下的结石，表面黏膜受压糜烂，形成流脓瘘管，常使扁桃体上隐窝和腭舌弓粘连。

◆ 临床表现

扁桃体结石的症状类似慢性扁桃体炎，患者常感觉咽喉不适、易物感或疼痛。结石的成分中含有大量磺胺类物质，同时携带大量细菌，当破碎时会散发类似臭鸡蛋气味的硫化物气体，使患者产生严重的慢性口臭。结石周围并发化脓感染则有咽痛与反射性耳痛。

◆ 诊断

扁桃体结石诊断不难，如扁桃体或腭舌弓处有肉芽或流脓瘘道，用探针探查常可触及硬物，深部的结石用手扪诊，也容易查出。有时可用

X 线摄片以助诊断。有的小结石仅在扁桃体切除的手术中或在组织切片时发现。较小的扁桃体结石可用刮匙或钳子挖出，大的结石或嵌入较深时，在局部麻醉下切开黏膜取出。漱口是预防结石、防止口臭、防止复发的重要手段。如患者结石反复发生，临床异物感、口臭严重，经常并发结石周围的化脓感染，则建议行扁桃体切除术。

◆ 治疗

长期保持口腔清洁、戒除烟酒、积极治疗慢性扁桃体炎、日常适当饮茶可防止扁桃体结石的发生。

扁桃体炎

扁桃体炎是发生于扁桃体的炎症，临床上分为急性扁桃体炎和慢性扁桃体炎。其主要症状是咽痛、发热及咽部不适感等。此病可引起耳、鼻以及心、肾、关节等局部或全身的并发症。扁桃体可以产生多种具有免疫力的细胞和抗体，如 T 淋巴细胞、B 淋巴细胞、吞噬细胞及免疫球蛋白等，可以清除、消灭从血液、淋巴或组织等途径侵入机体的有害物质。出生时扁桃体尚无生发中心，随着年龄增长，免疫功能逐渐活跃，特别是 3～5 岁时，因接触外界变应原的机会较多，扁桃体显著增大。此时的扁桃体肥大应视为正常生理现象。成年后，扁桃体的免疫活动趋于减退，体积逐渐缩小。

◆ 病因

扁桃体炎的致病菌以乙型溶血性链球菌为主，其他如葡萄球菌、肺炎球菌、流感杆菌以及病毒等也可引起扁桃体炎。

◆ **临床表现**

急性扁桃体炎多见于儿童和青年，起病较急，可有畏寒高热，体温可达 39 ～ 40℃。幼儿可因高热而抽搐。咽痛明显，吞咽时尤重，甚至可放射到耳部。病程约 7 天。检查见扁桃体显著肿大、充血，在其表面可见黄白色脓点或在隐窝口处有黄白色点状渗出物，可连成一片形似假膜，不超出扁桃体范围，易拭去但不遗留出血创面，这一点可与咽白喉相鉴别。同时可见下颌淋巴结肿大，压痛。血中白细胞高。

慢性扁桃体炎常发生在大龄儿童和年轻人中，局部多无明显自觉症状，时有咽干、异物感、发痒、刺激性咳嗽等，常有急性发作史。儿童扁桃体过度肥大可影响呼吸和吞咽，若腺样体也肥大，则会导致鼻堵、打鼾。检查可见舌腭弓慢性充血、扁桃体肥大；病程长者，扁桃体不大，甚至萎缩，但隐窝口有干酪样脓栓。

急、慢性扁桃体炎都可以引起多种并发症。局部并发症有急性中耳炎、鼻炎、鼻窦炎、咽炎、颈淋巴结炎、扁桃体周围脓肿等。全身并发症常见的有风湿病、急性肾小球肾炎、败血症、关节炎、皮肤疾患（如银屑病）、心肌炎等。

◆ **诊断**

急性扁桃体炎多具有典型临床表现，不难诊断，但应与咽白喉、樊尚咽峡炎、传染性单核细胞增多症、白血病及猩红热等鉴别。慢性扁桃体炎主要根据反复急性发作的病史，再结合检查可见扁桃体及舌腭弓慢性充血，扁桃体隐窝口有黄白色栓塞物，压挤舌腭弓有脓性物自隐窝口排出，扁桃体肥大或缩小表面有瘢痕及粘连等，即可诊断。

◆ 治疗

急性扁桃体炎可使用抗生素治疗。此外，应注意休息、通大便、多饮水、流食饮食，并给适量退热止痛药、漱口药水等。多数患者可在1周左右恢复。

慢性扁桃体炎如有以下情况可以行扁桃体切除术：①慢性扁桃体炎反复急性发作，或并发扁桃体周脓肿病史。②扁桃体过度肥大，影响呼吸，妨碍吞咽及语言含糊不清者。如伴有腺样体肥大，可一并手术切除。③慢性扁桃体炎已成为引起其他脏器病变的病灶，如风湿性关节炎、风湿热、心肌炎、肾炎、某些皮肤病等。④与邻近组织器官的病变有关联时，如中耳炎、鼻窦炎、颌下淋巴结炎等。⑤扁桃体角化症及白喉带菌者经保守治疗无效时。⑥扁桃体良性肿瘤可连同扁桃体一并切除，对恶性肿瘤则应慎重选择适应证和手术范围。

耵聍栓塞

耵聍栓塞是外耳道内耵聍（俗称耳垢或耳屎）分泌过多或排出受阻，使耵聍聚积过多形成较硬的团块，阻塞外耳道的状况。

◆ 病因

耵聍栓塞可影响听力或诱发炎症。正常情况下，耵聍对外耳道和鼓膜具有保护作用，但外耳道内耵聍分泌过多或排出受阻可致耵聍在外耳道堆积成块并堵塞外耳道，形成耵聍栓塞。①耵聍分泌过多。外耳道因各种刺激可致耵聍分泌过多，尘土等异物进入外耳道构成耵聍的核心，逐渐在外耳道堆积形成耵聍栓塞。②耵聍排出受阻。外耳道狭窄、畸形、瘢痕、肿瘤、异物等妨碍耵聍向外脱落，下颌关节运动受限或无力，不利于耵聍向外脱落。

◆ 临床表现

耵聍栓塞因程度及部位的不同而症状有异。外耳道未完全阻塞者多无症状，可有局部瘙痒感。耵聍完全堵塞外耳道时，可出现听力下降、耳闷胀感、耳痛、耳鸣等不适。①听力下降。耵聍完全堵塞外耳道可引起听力下降，主要表现为传导性听力损失，如耵聍遇水膨胀，可致听力骤降，需与突发性耳聋相鉴别。②耳闷、耳痛。耵聍完全堵塞或遇水膨胀后可出现闷胀感或胀痛，伴感染则出现剧烈疼痛。③耳鸣、眩晕。耵聍压迫鼓膜时可引起耳鸣、眩晕，有时可出现与脉搏一致的搏动性耳鸣。④检查可见外耳道内有棕黑色团块，质地较硬，多与外耳道壁紧密相贴，不易活动。

◆ 诊断

外耳道耵聍栓塞通过耳科检查和临床表现一般不难诊断，但需与外耳道胆脂瘤、外耳道异物相鉴别。

外耳道胆脂瘤

外耳道损伤后或皮肤的炎症使生发层的基底细胞生长旺盛，角化上皮细胞加速脱落，且排除受影响，在外耳道内堆积过多形成胆脂瘤。无继发感染的小胆脂瘤可无明显症状，胆脂瘤较大者，可出现耳内闭塞感、耳鸣、听力下降。一旦继发感染则有耳痛，可放射至头部，剧烈者夜不能眠，耳内流脓或脓血，有臭味。查体也表现为外耳道内栓塞性病变，但病灶内有大量的白色上皮样栓塞物，可与普通的耵聍栓塞相鉴别。计算机断层扫描（CT）可显示外耳道骨质破坏，严重者可侵及中耳。但有时需要注意，长期的耵聍栓塞有时可继发外耳道胆脂瘤。

外耳道异物

外耳道异物种类繁多，儿童多见，因小儿喜欢将小物塞于耳内。成人也可因挖耳时不慎将异物存留耳道内，或于外伤、作业时异物侵入、昆虫爬入等。外耳道异物诊断并不困难，但位于外耳道底部深处的小异物容易被忽略。异物存留时间过长，则可并发中耳、外耳道炎症。局部分泌物较多时可被耵聍包绕。临床表现则可依异物的大小、形状、位置和种类不同而异。

◆ 治疗

外耳道耵聍栓塞唯一的治疗方法就是取出，但由于外耳道弯曲，皮下组织少，很容易引起疼痛，操作时既要取出耵聍，又不可损伤外耳道和鼓膜，还要尽可能不引起患者疼痛。合并感染者可在感染控制后再取出耵聍。常用的方法有耵聍钩取出法、外耳道冲洗法和外耳道吸引法。

耵聍钩取出法

将耵聍钩沿外耳道后上壁与耵聍栓之间轻轻伸入外耳道深部，注意不要过深，避免损伤外耳道及鼓膜，然后轻轻转动耵聍钩钩住耵聍栓，缓慢钩出。

外耳道冲洗法

如耵聍较硬，不易取出，或耵聍与外耳道嵌顿紧密，取出过程中患者疼痛明显，难以配合，可先用 5% ～ 10% 的碳酸氢钠溶液滴耳，每 2

小时滴 1 次，每次滴药后患耳向上静置 5 ～ 10 分钟，连续 3 ～ 4 日后待其软化，然后于耳鼻喉科专科门诊，用温生理盐水（与体温接近）将耵聍冲出。

具体方法如下：患者取侧坐位、头向健侧偏斜，紧贴患侧耳垂下方的皮肤置放一弯盘，以盛装冲洗时流出的水液，操作者以左手将患侧耳郭轻轻向后上（小儿向后下）牵引，右手取吸满接近体温的温热生理盐水、接有塑料管的 20 毫升的注射器或橡皮球置于外耳道口，向外耳道的后上壁方向冲洗。冲洗液进入深部并借回流力量将耵聍或异物冲出。如此反复冲洗，直至耵聍或异物冲出为止。最后用干棉签拭净外耳道。

外耳道吸引法

如有外耳道狭窄或急慢性化脓性中耳炎，不能采用冲洗法，可在用滴耳液软化耵聍后用吸引器将耵聍取出。此法可在耳内镜下进行，视野暴露清晰，不易损伤外耳道和鼓膜，特别是对于外耳道狭窄者更为适宜。

过敏性鼻炎

过敏性鼻炎是接触过敏原后引发的，免疫球蛋白 E（IgE）抗体介导的鼻部黏膜慢性炎症性疾病，是耳鼻咽喉科最常见的慢性疾病之一，又称变态反应性鼻炎。流行病学调查显示，全球过敏性鼻炎在普通人群中的发病率高达 10% ～ 25%。在中国，随着工业化进程和生活方式的改变，过敏性鼻炎的发病率也在不断攀升，尤其在儿童中发病率上升之快令人担忧。据调查，过敏性鼻炎发生的最高峰年龄段男孩是 10 岁以前，女孩为 10 ～ 19 岁。20 岁以后男女发病率基本持平。到 45 ～ 50

岁以后过敏性鼻炎的发病率逐渐降低。因此，过敏性鼻炎可能伴随人生的较长阶段。

◆ 病因

过敏性鼻炎发病的影响因素包括多种。

遗传

遗传因素在过敏性鼻炎发病中起着非常关键的作用。研究显示，父母单方患过敏性疾病者，子女患过敏性疾病的概率为 40% 左右；双亲均为过敏体质者，子女患过敏性疾病的概率为 70%～80%。很多家长和孩子同时患有过敏性鼻炎的现象在临床上很常见。

环境因素

环境过敏原过敏性鼻炎常见的过敏原包括尘螨、霉菌、蟑螂、动物皮屑、花粉等在空气中易飘散传播的物质。其中尘螨是中国最常见的室内过敏原。中国的中、南部地区，有 80% 以上的过敏性鼻炎患者对尘螨过敏。在中国北方地区，花粉，尤其是艾蒿、豚草等的过敏比例则相对增多。在过敏性疾病中有一重要的"卫生假说"，即幼年时生活环境过于清洁，将来患过敏性疾病的比例将明显增高。随着生活环境的改善，幼儿生活环境可能过于清洁，小孩接触细菌、病毒等刺激减少，可能使免疫系统发育出现偏向，导致过敏性倾向增加。

室内外污染，现代室内装修装饰材料中甲醛、苯类等有机物，对过敏体质有一定影响；室外空气污染、汽车尾气中的微尘颗粒，亦可能通过其吸附过敏原、破坏鼻黏膜等作用，使过敏性鼻炎症状更加严重。

其他因素

如肠道菌群紊乱、剖宫产等，也是导致过敏性鼻炎高发的危险因素。

◆ 临床表现

过敏性鼻炎在成人方面主要表现为喷嚏、清涕多、鼻痒、鼻塞等。严重的过敏性鼻炎，喷嚏常常连续数个甚至数十个，清涕涟涟，鼻腔黏膜奇痒，鼻塞则因人而异轻重不一。儿童还常表现为爱揉鼻、揉眼，有时也可以表现为爱做抽鼻动作。因为鼻塞，有些孩子表现为睡觉时张口呼吸、打鼾等。如果出现咳嗽、胸闷等表现，则需警惕哮喘的发生。另外，过敏性鼻炎的初发症状和感冒有些相似。但感冒时多伴有全身症状如发热、咳嗽、咽痛等，并且感冒病程一般为 1 周左右，多半有明确的诱因如受凉等。如果在没有明确受凉等情况下有上述鼻部表现，且没有明显全身症状，病程超过 3 个月，则要怀疑可能是过敏性鼻炎。

◆ 诊断

过敏性鼻炎诊断主要诊断依据包括疾病病史、体征表现以及特异性过敏原诊断。疾病病史主要包括与过敏原接触后出现典型症状表现，以及家族遗传史等因素。鼻黏膜局部典型体征主要表现为黏膜苍白、水肿、清涕增多等。特异性过敏原诊断主要包括体内试验和体外试验。体内试验一般可采用皮肤点刺试验，因为点刺试验痛苦极小，年幼儿童（一般 2 岁半以上）均可配合完成，具体方法为：将待测过敏原液滴于患者前臂内侧，以点刺针轻轻挑破表皮层（不进入真皮层），使过敏原液渗入皮内，观察 15 分钟。若对该种过敏原过敏，则在皮试处可出现风团及红斑，据此情况即可判断是否过敏及过敏程度。体外试验主要是抽血检测血清中的特异性 IgE 抗体。一般两种方法选择其一即可，有时两种方法需要结合起来进行判断。必要时，一般还会结合其他的检查，如鼻分泌物涂片检查嗜酸性粒细胞、计算机断层扫描（CT）检查排除鼻窦炎、呼吸道高反应性试验排除哮喘、电子鼻咽镜排除腺样体肥大等。

◆ 治疗

过敏性鼻炎的治疗原则包括避免过敏原、药物治疗、特异性免疫治疗以及手术治疗。

避免过敏原

在检测到过敏原后，应该尽量对相应过敏原采取防护措施。如对尘螨过敏者，可以采取一些防螨措施，如保持房间的通风、干燥，在房间内不要堆放过多杂物，儿童要避免毛绒玩具等。还可选用一些防螨产品，如防螨床品、防螨贴、杀螨剂等。对花粉过敏者，应注意在花粉飘散的高峰季节，尽量不要开窗，出门戴好口罩等。对宠物过敏者，则应避免饲养。

药物治疗

过敏性鼻炎的治疗药物主要包括口服和鼻喷抗组胺药、鼻喷激素、口服抗白三烯药以及部分中成药等。过敏性鼻炎的药物治疗也有比较成熟的国际指南和阶梯治疗方案。一般医生会根据情况进行处理。药物治疗的周期一般是 1 个月左右，使炎症达到最低。但是，由于过敏性鼻炎的药物治疗以症状控制为主，并不解决过敏的根本问题，所以在环境过敏原浓度、个人过敏体质程度等影响下，一般隔一段时间症状会有所反复，只是时间和程度不同而已。

特异性免疫治疗

特异性免疫治疗也常被称为脱敏治疗。如果药物控制效果不好，或症状一直持续，甚至有加重趋势，可以考虑脱敏治疗。脱敏治疗是唯一针对过敏根本的对因治疗。脱敏治疗的原理是将过敏原物质中的主要致敏蛋白成分提取出来，逐渐注入人体，使人体产生适应性耐受。脱敏治疗可在较大程度上缓解症状，且可极大减少和预防哮喘的发生，以及预防新的过敏发生。脱敏治疗疗程较长，一般至少为 2 年（国际上推荐 3～5 年）。所以患者在考虑治疗方式时一定要做好长期治疗的准备。

手术治疗

对于少数局部存在明显结构异常，对症状造成影响者，在药物治疗效果不佳的情况下，可以考虑手术治疗。如对鼻中隔偏曲者可行鼻中隔矫正手术，对鼻甲肥大者可行等离子手术等。另外，对各种治疗方法效果均不理想者，可以行翼管神经切断手术。该手术方式可能有一定的副作用，如眼干、上腭麻木等，但手术一段时间后，一般可以逐渐恢复。幼儿过敏性鼻炎不要采用冷冻、激光、射频、等离子等治疗方法，因为上述方法治疗的原理均为局部黏膜破坏性治疗，并非治疗过敏本身，对成人重症者可酌情使用，但幼儿尚处于生长发育阶段，且其鼻黏膜较为柔嫩，上述治疗方法对幼儿弊大于利，故不可取。

咽鼓管炎

咽鼓管炎是咽鼓管感染性或变态反应性炎症。该病导致咽鼓管口或管内黏膜充血水肿，从而引起咽鼓管堵塞，造成中耳腔内的气压下降，呈负压状态，表现出中耳渗液或鼓膜内陷。咽鼓管是连接鼻咽与中耳腔的一条管道，是中耳腔与外界相通的唯一路径。

◆ 病因

咽鼓管炎可为感染性炎症，亦可为变态反应性炎症所引起。感染性炎症一般为上呼吸道感染的并发症，如急、慢性鼻－鼻窦炎炎症波及鼻咽部，病原体由鼻咽经咽鼓管感染而引起，或由于咽鼓管本身病变而引起炎症感染所致。常见病原菌为肺炎链球菌、流感嗜血杆菌等。变态反应性炎症一般为无菌性炎症，主要为过敏所致鼻咽部－咽鼓管黏膜水肿，如过敏性鼻炎所致。

◆ 临床表现

咽鼓管炎常常为上呼吸道感染的并发症，或者为过敏性鼻炎的伴发症。因此早期先有鼻部的表现，鼻塞、鼻涕、打喷嚏等。其次再引起耳闷，阻塞感，听声音有明显回音，低音性持续耳鸣以及听力下降。严重时有耳痛等表现。

◆ 诊断

咽鼓管炎患者咽鼓管咽口可见局部充血、肿胀，如有咽鼓管镜检查可见咽鼓管局部黏膜充血水肿。咽鼓管炎的诊断方法包括：①血常规检查。通过血常规检查了解细胞种类及分类的情况。②咽鼓管镜。有条件可进行咽鼓管镜检查，了解咽鼓管黏膜情况。③咽鼓管功能检查。采用声导抗，传输矩阵法（TMM）检查了解中耳通气功能。④听力检查。纯音测听了解听力是否损失、耳聋性质及程度。

◆ 治疗

主要有以下 3 种方法：①全身抗感染治疗。使用抗生素，如阿莫西林或头孢类、青霉素等，为经验治疗的首选药物，以缓解细菌感染。②局部鼻部治疗。使用麻黄碱等减充血剂、抗组胺及鼻用激素药物减轻局部炎症水肿，促使咽鼓管的黏膜水肿消退，缓解耳部症状。③物理治疗。使用传统的捏鼻鼓气、按压耳屏进行鼓膜按摩，导管吹张进行咽鼓管通气治疗；用咽鼓管吹张器对咽鼓管进行吹张可取得一定的疗效。

咽　炎

咽炎是发生于咽部黏膜、黏膜下组织及其淋巴组织的炎症，多发生于秋冬及冬春季之交。主要分为急性咽炎、慢性咽炎、萎缩性咽炎、萎缩性咽炎、霉菌性咽炎、樊尚咽峡炎。

◆ 急性咽炎

急性咽炎常为上呼吸道感染的一部分，可单独发生，亦可继发于急性鼻炎。常见病原体有柯萨奇病毒、腺病毒、副流感病毒、溶血性链球菌、葡萄球菌、肺炎链球菌等。这些病原体可存在于正常人咽部，在身体抵抗力降低时即可繁殖而致病。急性咽炎在幼儿中常为急性传染病的先驱症状，如麻疹、猩红热、流感等；在成人及较大儿童中则常继发于急性鼻炎、扁桃体炎之后。发生急性咽炎时，咽部黏膜充血、肿胀，血管扩张及浆液渗出，咽后壁淋巴组织增生，甚至化脓。成人症状以咽部干燥、咽痛、烧灼感等为主，严重者可表现为发热、头痛、食欲不振、四肢酸痛等。血液病引起的咽炎是因机体抵抗力过低所致。该病起病急，患者有高热、寒战、咽痛、口臭、吞咽困难等症状，软腭、腭扁桃体、鼻咽、下咽等部位可发生坏死，全身情况迅速恶化，早期出现循环衰竭、休克等。

◆ 慢性咽炎

慢性咽炎多见于成年人，病程长，症状顽固，不易治愈，多因急性炎症反复发作、长期烟酒刺激、上呼吸道慢性炎症刺激以及职业因素等所致。慢性咽炎根据病理特征可分为慢性单纯性咽炎和慢性肥厚性咽炎。患者咽部有异物感、灼热感、干燥感、瘙痒感、刺激感、咽干痛，咽部分泌物增多，易恶心，常在晨起时出现较频繁的刺激性干咳。慢性单纯性咽炎患者咽部充血，咽后壁常有少许黏稠分泌物附着。慢性肥厚性咽炎患者咽后壁有较多淋巴滤泡增生，咽侧索也有充血肥厚。治疗则以加强身体抵抗力、戒烟酒、忌辛辣饮食、清除病灶、保持口腔清洁为主，也可应用清凉药物或用冷冻激光治疗等处理咽后壁的淋巴滤泡。

◆ 萎缩性咽炎

萎缩性咽炎常由萎缩性鼻炎蔓延而致，较少见。患者常自觉咽部干燥，可咳出带臭味的痂皮，可见咽部黏膜干燥，萎缩变薄，常有黏液或有臭味的黄褐色痂皮附着于咽后壁黏膜上。治疗可用 2% 碘甘油涂布或雾化治疗等。

◆ 霉菌性咽炎

霉菌性咽炎又称鹅口疮，病原体为白色念珠菌。此菌为口腔黏膜常驻菌，在身体抵抗力弱时发病，可引起婴幼儿、老人或长期应用广谱抗生素及肾上腺皮质激素等药物的患者霉菌感染。患者在口腔及咽黏膜上出现多发性白色斑点，稍隆起，有时融合成灰色假膜，下面有浅糜烂面。全身治疗以增强抵抗力为主，并以两性霉素静脉点滴。局部治疗则有口腔清洁，局部用制霉菌素含漱或以 1% 龙胆紫涂抹等。

◆ 樊尚咽峡炎

樊尚咽峡炎又称溃疡膜性咽峡炎，由梭形杆菌及樊尚螺旋体感染所致，多见于全身抵抗力低下的患者，病变多发生在牙龈及一侧扁桃体，病变处覆有厚假膜，呈黄色或灰白色，并扩散到软腭、颊黏膜等处，易于拭去，拭去后溃疡面上有小出血点。患者可有高热、无力、咽痛、下咽困难等。治疗除注意营养及局部清洁外，注射青霉素有效。

第 **8** 章
皮肤科病证

痤 疮

痤疮是青春期常见的面部、上胸、后背的毛囊皮脂腺炎症病变，俗称青春痘。

◆ 病因

痤疮好发于青春期，与青春期性激素分泌活跃导致皮脂分泌过多，毛囊内微生物如丙酸棒状杆菌、毛囊口角化堵塞及机体免疫反应等多种因素有关。此外，痤疮与遗传、饮食刺激、精神因素等也有一定关系。

◆ 临床表现

痤疮的基本损害包括粉刺和炎性丘疹（即毛囊皮脂腺的炎症改变），还可有结节及囊肿等。同一位患者可有多种损害。最先是面部出油增多，出现黑头粉刺或白头粉刺。黑头粉刺为毛孔中央有黑点，挤压可挤出乳白色物质；白头粉刺为针帽大小白色或灰白色丘疹，肉眼看不见毛孔，不易挤出分泌物。以后出现红色的炎症性丘疹、丘疱疹。少数较严重者可有结节或囊肿，呈半球形隆起皮肤表面，常经久不消，愈后遗留瘢痕。女性患者常在月经前加重。一般青春期过后逐渐减轻或消退。有少数患者持续至中年或中年发病。

◆ 治疗

痤疮的治疗原则为减少皮脂分泌，抗角化、消炎，防止瘢痕形成。常用外用药物有硫磺洗剂、过氧苯甲酰凝胶、维A酸类药膏（如阿达帕林凝胶）、抗生素软膏或溶液（如克林霉素液）。以炎性丘疹为主的患者，可内用抗生素如米诺环素、多西环素等；以结节及囊肿性损害为主的男性患者，可内服维A酸类药物如13-顺维甲酸（泰尔丝）；月经前明显加重或中年女性患者，可内服含性激素的药物如复方醋酸环丙孕酮片（达因-35）。以上所有内服药治疗都应有医生指导。

痤疮病变虽仅限于皮肤，但由于影响容貌，会使青春期男女出现心理阴影。应提示患者痤疮是青春期常见问题，青春期过后会自然减轻或痊愈。患者日常应少食高脂肪、高糖食品，多吃蔬菜和水果；避免用手挤捏；常用温水清洗面部，做适当的面部护理。

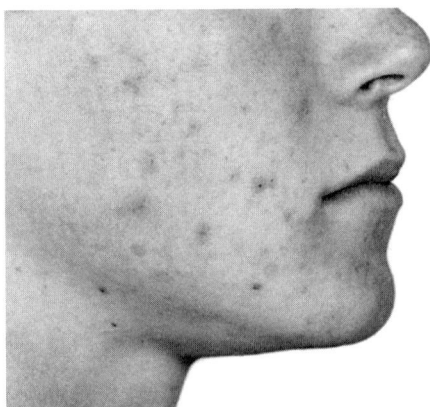

面部痤疮

带状疱疹

带状疱疹是由水痘-带状疱疹病毒感染所致的皮肤/黏膜病变。

◆ 临床表现

皮疹表现为成簇的丘疹与水疱，发生在头面或躯干、四肢，单侧、沿神经走行方向，呈带状分布，俗称蛇串疮、缠腰龙等，好发于中老年人。患者自觉程度不等的疼痛。疼痛可出现在皮疹之前或之后。发生在面部三叉神经支配区域的带状疱疹可引起偏侧头痛，皮疹可引发眼结膜炎与角膜炎。老年体弱者或免疫功能低下者症状较重，皮疹可发生出血、坏死，疼痛显著。本病病程通常在 3 周左右，一般愈后不复发。伴发疼痛是本病的特点，神经痛可在皮疹消退后仍持续存在。若持续疼痛超过 6 周，称为疱疹后遗神经痛，常影响工作与睡眠。

◆ 治疗

带状疱疹的治疗原则为抗病毒、消炎、止痛、预防并发症。可系统应用抗病毒药，如阿昔洛韦、伐昔洛韦、泛昔洛韦等；局部外用具有收敛作用的药物如炉甘石洗剂，具抗病毒作用的药物如阿昔洛韦乳膏或滴眼液、喷昔洛韦膏；疼痛严重者可服用

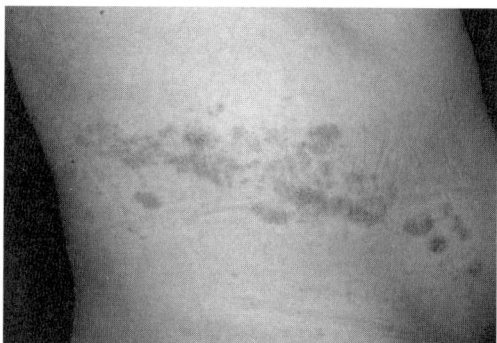

带状疱疹

药物如普瑞巴林、止痛片等，睡前可服用镇静安眠药；合并眼睛损害者须请眼科医生协同处理。

单纯疱疹

单纯疱疹是由单纯疱疹病毒感染所致的皮肤 / 黏膜病变。

◆ 临床表现

单纯疱疹分原发性和复发性两型。原发型为初次感染后出现皮疹，

症状较重，病程约 2 周，主要表现为婴幼儿的疱疹性龈口炎。复发型症状轻，病程短，一般 7～10 天可自愈。由单纯疱疹病毒 I 型引起的皮损好发于口唇、鼻周和面颊部，由 II 型引起的皮损常见于外阴部如阴茎、阴唇和臀部。皮疹为红斑基础上簇集的粟粒至绿豆大水疱，破溃后很快结痂，愈后可遗留暂时性色素沉着，易在同一部位反复发作。在免疫功能低下时，患者可发生疱疹性脑炎、播散性单纯疱疹等严重感染，还可引起角膜溃疡，愈后形成瘢痕，影响视力。

◆ 治疗

单纯疱疹的治疗原则为抗病毒治疗，以缩短病程；防止继发感染和并发症，减少复发。局部治疗以收敛、干燥、外用抗病毒药物为主。如继发感染，可外用抗生素软膏。对严重感染及反复发作者，需系统应用抗病毒药物，如阿昔洛韦、伐昔洛韦或泛昔洛韦等。

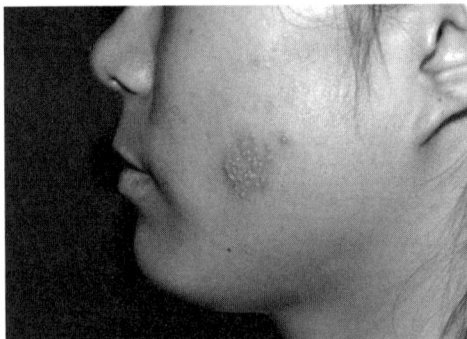

单纯疱疹

冻　疮

冻疮是因寒冷所致暴露部位皮肤出现的局限性紫红斑和肿胀性病变。

◆ 病因

冻疮常见于冬季。在湿冷环境下，手足出汗多、末梢循环差者易长冻疮。局部皮肤受到寒冷刺激后，血管功能障碍，导致皮肤缺血、缺氧、组织水肿坏死。该病常见于儿童、青年女性及末梢循环不良者，好发于肢端暴露部位，如手足、指趾、面部及耳郭。

◆ **临床表现**

冻疮的损害为局限性、红色或暗红色、轻微肿胀的红斑或结节，严重时中央出现水疱或坏死，严重者可有糜烂、溃疡。患者自觉灼热，遇热后发痒，有时感疼痛。冻疮一般在 2～3 周内可消退，愈后可遗留瘢痕。

◆ **治疗**

治疗冻疮可局部外用具有促进血循环的药，如樟脑膏、薄荷膏、肝素钠软膏等，有破溃或感染者外用抗菌药物，如莫匹罗星、夫西地酸及复方多黏菌素 B 软膏等。反复发作者可口服扩血管药物，如烟酸、复方丹参片等。

◆ **预防**

加强锻炼，尤其是增加肢体活动；在寒冷环境下注意保暖，改善血循环，有助于预防冻疮的发生。

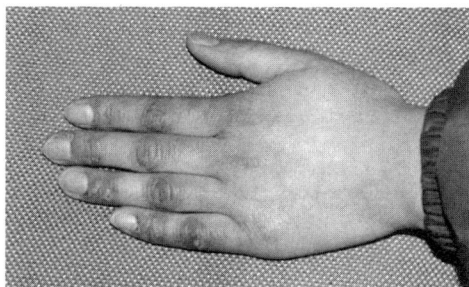

冻疮

痱 子

痱子是高温环境中出汗过多，汗孔或汗腺导管堵塞，汗液渗入周围组织引起的炎症。

◆ **分类**

痱子分为白痱、红痱、脓痱和深在性痱。

白痱

白痱的汗管堵塞比较表浅，在表皮的最上层。白痱为针帽至粟粒大小表浅水疱，疱壁非常薄，疱液清，周围皮肤正常，极易擦破并很快干瘪，常见于高热，大量出汗，长期卧床的患者，好发于颈、胸及背部。

红痱

红痱的汗管堵塞在表皮较深部位。红痱为针头至粟粒大小的丘疹或丘疱疹，周围皮肤发红，常成批出现，可有轻微瘙痒或刺痛感，常见于面部、躯干及四肢，尤其是皮肤皱褶处，如乳房下、腋下等。

脓痱

脓痱的痱子顶端有针头大小浅表的脓疱，脓疱一般是无菌性的，常见于皮肤皱褶区，如头部、乳房下等。

深在性痱

深在性痱的汗管堵塞在真皮层。深在性痱可见红色丘疹、结节，损害位置较深，不易擦破，出汗时增大，不出汗时缩小，常在红痱的基础上发生，由于出汗少或无汗，可同时伴有中暑症状，如头晕、头痛、恶心等。

◆ 治疗

治疗痱子应注意通风降温，尽量使患者所处环境保持凉爽；患者勤换洗衣服，内衣以吸水性能好

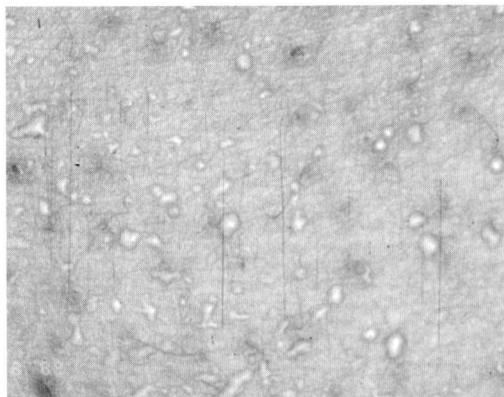

白痱

的棉织品为宜。患者清洗后扑痱子粉，外用炉甘石洗剂，深部脓痱必要时需内服抗生素。

鸡　眼

鸡眼是因长期摩擦及挤压所致的局部皮肤角化增厚性损害。因皮损呈鸡眼状而得名。现代医学认为增生角质向皮外表面方向长得多，而向皮肤深层长得少者为胼胝；增生角质向皮内方向生长较多，而向皮外表层生长较少者为鸡眼。中医认为本病发病与肺、脾关系密切，由于肺气不宣、脾胃失养、气血瘀滞，难以濡养皮肤肌肉皮毛而发。

◆ 临床表现

鸡眼常发生在足部，多见于足跖中部、足趾外侧缘或 4 ～ 5 两趾间，也可见于趾背。长久站立或行走的人较易发生鸡眼。靴鞋过小或者足骨存在畸形等也可促使受压部位发生鸡眼。皮损为绿豆大小似"鸡眼"圆锥形坚实的角质栓，底部略带黄色，稍隆起于皮肤表面，顶部呈楔形嵌入皮内，尖端压迫神经末梢，走路时受到挤压会感到疼痛，用手按压鸡眼中心疼痛感明显。

◆ 治疗

治疗鸡眼时可用温水泡软患处，削去表面角质物后，外用具有腐蚀性的药物，如用捣烂的鸦胆子仁、高浓度水杨酸、尿素、氢氧化钠糊等贴敷，再用橡皮膏封盖，一般 2 ～ 3 天换药 1 次。对疼痛明显影响走路者，可行手术挖除。纠正足部畸形，穿大小合适的软底鞋，减少摩擦及挤压，均有利于防止鸡眼形成。

疖

疖是单个毛囊及其周围组织的急性化脓性炎症，俗称疔疮。

◆ 病因

疖大多由金黄色葡萄球菌感染引起，偶可因表皮葡萄球菌或其他病菌致病。疖好发于颈项、头面和背部，与局部皮肤不洁、擦伤、皮下毛囊与皮脂腺分泌物排泄不畅或机体抵抗力降低有关。因金黄葡萄球菌多能产生血浆凝固酶，可使感染部位的纤维蛋白原转变为纤维蛋白，从而限制了细菌的扩散，炎症特征多为局限性而有脓栓形成。

◆ 临床表现

疖初始局部皮肤有红、肿、痛的小硬结（直径小于 2 厘米）。数日后肿痛范围扩大，小硬结中央组织坏死、软化，出现黄白色的脓栓，触之稍有波动；继而，大多脓栓可自行脱落、破溃。待脓液流尽后炎症将会逐步消退，伤口愈合。有的疖（无头疖）无脓栓，其炎症则需经抗炎处理后消退。

面疖，特别是鼻、上唇及周围所谓"危险三角区"的疖症状明显、病情严重，尤其是由于处理不当被挤碰时，病菌可经内眦静脉、眼静脉进入颅内海绵状静脉窦，引起化脓性海绵状静脉窦炎，出现颜面部进行性肿胀，可有寒战、高热、头痛、呕吐、昏迷，甚至死亡。此外，不同部位同时发生几处疖或者在一段时间内反复发生疖，称为疖病，与患者的抗感染能力较低（如糖尿病）或皮肤不洁、擦伤等有关。

◆ 诊断

本病易于诊断。如有发热等全身反应，应做血常规检查；老龄或疖病患者还应检查血糖和尿糖，或做脓液细菌培养及药物敏感试验。

需鉴别的病变有：皮脂囊肿（俗称粉瘤）感染、痤疮轻度感染以及痈等。痤疮病变小并且顶端有点状凝脂；痈病变范围大，可有数个脓栓，除有红肿疼痛外，全身症状也较重。

◆ 治疗

局部处理。红肿阶段可选用热敷、超短波、红外线等理疗，也可敷贴中药金黄散、玉露散或鱼石脂软膏。疖顶见脓点或有波动感时，可用石炭酸或碘酊点涂脓点，也可用针尖或小刀头将脓栓剔出，但禁忌挤压。出脓后敷以呋喃西林、湿纱条或化腐生肌的中药膏，直至病变消退。

药物应用。若有发热、头痛、全身不适等全身症状，特别是面部疖或并发急性淋巴结炎、淋巴管炎时，可选用青霉素类或磺胺类（复方新诺明）等抗菌药物；或用清热解毒的中药方剂；有糖尿病者应给予胰岛素或降血糖类药物。

◆ 预防

预防疖应保持皮肤清洁，暑天或在炎热环境中应避免汗渍过多，要勤洗澡和及时更换内衣，婴儿更应注意保护皮肤避免表皮受伤。

疥 疮

疥疮是由人型疥螨（疥虫）寄生于人表皮内引起的皮肤传染病。本病传染性强，易在集体宿舍和家庭中流行，常因生活密切接触或衣物间接传染而患病。

◆ 临床表现

疥疮可发生于任何年龄，好发于指缝、手腕、腋窝、脐窝、小腹、股内侧及外阴部等薄嫩处皮肤，一般不侵犯头面部。典型损害为散在的针头大小丘疹及丘疱疹，有时在手指缝间可见灰白色线样损害，即疥虫在角质层下活动时所形成的隧道，在隧道尽头处取材镜检可查到疥虫或虫卵。在男性阴囊、阴茎和龟头或女性大阴唇等部位可出现 5～8 毫米的暗红色结节，称疥疮结节，可持续数月才消退。患者自觉瘙痒明显，尤在夜间加重。病程久者，常由于搔抓而继发感染或湿疹化。结痂型疥疮（又称挪威疥）发生于身体衰弱、有免疫缺陷或应用免疫抑制剂者，感染严重，皮疹广泛，上有结痂及脱屑，其中寄生了多数疥螨，有高度传染性。

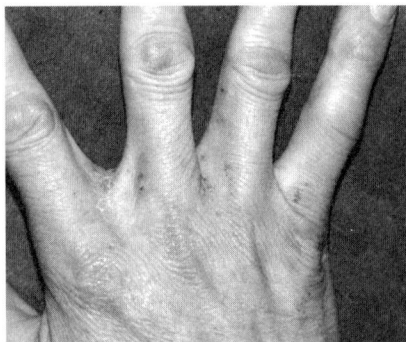

疥疮

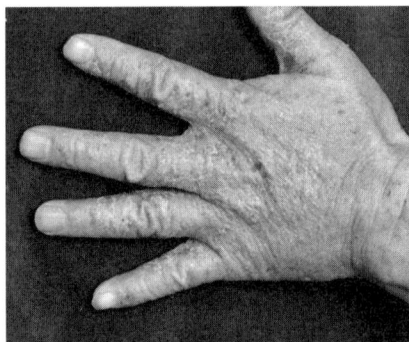

挪威疥

◆ 诊断及治疗

根据皮疹形态、好发部位、夜间剧痒的表现和集体发病史，诊断疥疮一般不难。在指缝间做皮肤刮片，找到疥虫或虫卵即可确诊。

一旦确诊疥疮，应及时治疗。常用 10% 硫软膏（儿童用 5%），从颈部以下涂遍全身，尤其是皮肤褶皱处，包括手指间，阴肛部。连涂 3 天后洗澡，更换全部衣服及床单。10% 克罗米通膏，用法同硫软膏，连涂 2 天后洗澡。也可用 1% 丙体六六六乳膏（林

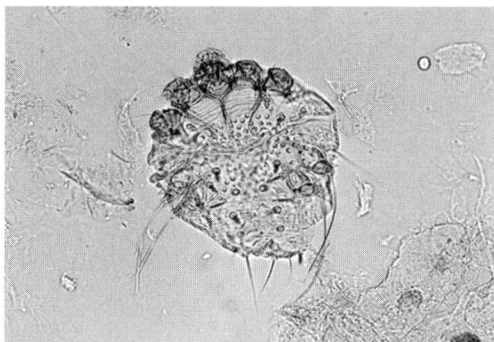

疥螨

旦、疥灵霜），只需用药 1 次，12 小时后洗去。但丙体六六六乳膏有神经毒性，不能用于婴幼儿、孕妇、哺乳妇女及有癫痫发作或其他神经系统疾病者。疥疮结节可局部外用糖皮质激素制剂，也可用液氮冷冻。

◆ 预防

预防疥疮应注意个人清洁卫生，及时发现患者并治疗。患者用过的衣服、被单等应煮沸消毒或曝晒。在密切接触者中，发病的人需同时接受治疗。一旦出现指间皮疹、瘙痒等要及时去医院检查。

毛囊炎

毛囊炎是主要由金黄色葡萄球菌侵犯毛囊引起的炎症。

◆ 病因及临床表现

多种病源菌和微生物可导致毛囊炎，包括革兰阳性菌、革兰阴性菌、糠秕孢子菌、蠕形螨及皮肤癣菌等，以金黄色葡萄球菌性毛囊炎最为常见。毛囊炎多见于成年人，好发于头、颈项、臀及外阴部等处，易复发。毛囊炎初起为粟粒大红色毛囊性丘疹，顶端化脓成为脓疱，自觉痒痛。

脓疱破溃后，可排出少量脓血，结痂，痂脱即愈，一般不留瘢痕。发生在头皮的，愈后可发生点状秃发。发生于胡须部位的，常经久不愈，称须疮。

◆ 治疗

治疗毛囊炎以杀菌、清洁为原则。针对不同病原菌选择用药。对金黄色葡萄球菌性毛囊炎，局部可外用消炎杀菌药物，如碘酊、碘伏、莫匹罗星软膏、夫西地酸软膏等涂搽；多发毛囊炎应服用抗生素，如阿奇霉素、米诺环素等；也可配合紫外线照射等物理疗法。对慢性反复发作的患者，除加强个人卫生外，还应检查有无糖尿病、贫血等全身疾病或其他慢性瘙痒性皮肤病。

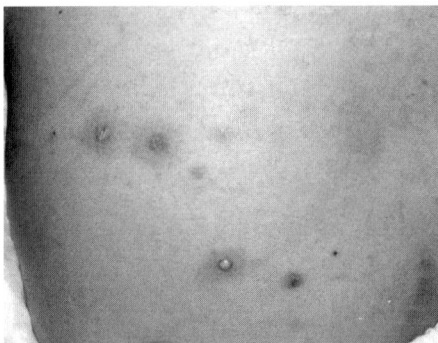

毛囊炎

湿 疹

湿疹是以皮疹呈多形性、有渗出倾向为特点的炎症性皮肤病，常与皮炎合并归为皮炎湿疹类皮肤病。

◆ 病因及临床表现

湿疹的病因复杂，多与变态反应有关，由多种内外因素引起。任何年龄均可发病，病程慢性、易反复，可迁延数年。现认为，不少皮炎湿疹实为特应性皮炎。根据病程可将湿疹分为急性、亚急性及慢性湿疹。

急性湿疹发病急，为丘疹、丘疱疹、水疱，常有糜烂、渗出。亚急性湿疹以红斑、丘疹、斑丘疹、鳞屑或结痂为主。慢性湿疹皮损增厚，呈苔藓样变或肥厚斑块。皮疹往往对称分布，边界不清，严重时可泛发全身。患者自觉瘙痒剧烈。根据发病部位，湿疹又可分为手湿疹、耳湿疹、乳房湿疹、阴肛部湿疹等。

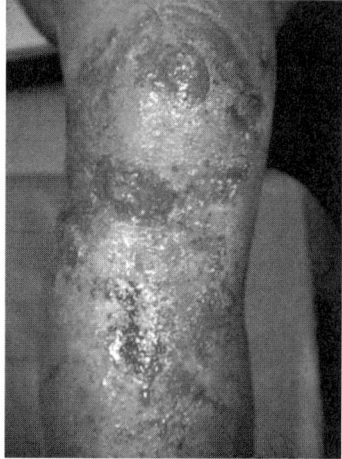
急性湿疹

◆ 治疗

湿疹的治疗原则为避免可能的诱因或加重因素，保湿、抗炎及抗过敏。可口服抗组胺药如马来酸氯苯那敏、西替利嗪，静脉注射 10% 葡萄糖酸钙或硫代硫酸钠。外用药物主要有皮质类固醇制剂、氧化锌及

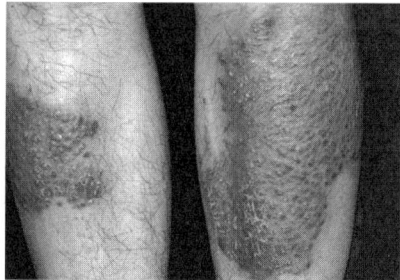
慢性湿疹

焦油类如黑豆馏油软膏等。要根据皮疹不同病期及部位，选择不同的外用药剂型、不同强度的皮质类固醇制剂。合并细菌感染时应并用抗生素。

荨麻疹

荨麻疹是由于皮肤受刺激，小血管反应性扩张及渗透性增加导致的变态反应性损害，以皮肤或黏膜的一过性水肿、风团，自觉瘙痒为特点，俗称风疹块。肥大细胞是荨麻疹发病主要的效应细胞。诱发肥大细胞释

放组织胺的原因可分为免疫性和非免疫性两类。免疫性的如对食物、药物、尘螨、动物皮屑等过敏引起肥大细胞释放组织胺；约 25% 的患者为自身免疫性，血中含有能与肥大细胞上的免疫球蛋白（IgE）受体和 / 或 IgE 发生结合的自身抗体。非免疫性的如阿司匹林、阿片制剂等可直接刺激肥大细胞释放组织胺。物理因素如压力、振动、冷水等，遗传因素等也与荨麻疹的发病有关。

◆ **临床表现**

皮疹为发作性潮红或风团。风团大小不等、形状不一，苍白或鲜红色，此起彼伏，迅速出现，并在数小时内消退，消退后不留痕迹。患者自觉瘙痒剧烈，少数可

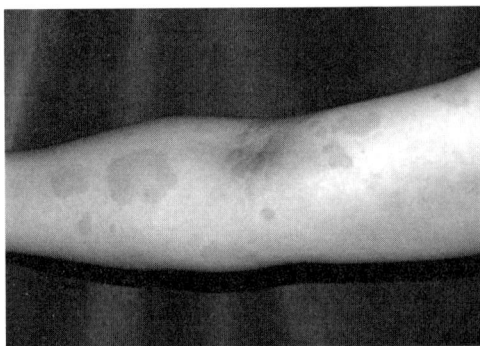

荨麻疹

伴关节痛、头痛、恶心、呕吐、呼吸困难、胸闷、心悸等。当皮疹发生在组织疏松的部位，如口唇黏膜、眼睑及眼周、手背、外阴部等，可表现为大片的红斑水肿，称为血管性水肿。

按病程，荨麻疹有急性及慢性之分。急性荨麻疹病程小于 6 周，发病急骤，病因容易找到，常与食物或药物过敏有关。慢性荨麻疹病程大于 6 周，皮疹虽较急性的轻，但反复发作，且大多病因不清。

物理性荨麻疹是指由外源性物理因素引起的荨麻疹，是慢性荨麻疹的一个常见类型。如以手指在皮肤上轻划、搔抓或摩擦等机械性刺激后，出现线状水肿性隆起或风团，自觉瘙痒，称为皮肤划痕症或人工性荨麻

疹；如接触冰冷物体或冰块甚至冷水后，在接触部位出现瘙痒性红斑、风团，称为寒冷性荨麻疹。寒冷性荨麻疹患者若冷水浴或游泳，除全身皮肤潮红外，可出现头痛、血压下降、休克等全身症状，可有生命危险。

◆ 诊断

根据皮疹迅速出现，自觉瘙痒，数小时内消退，消退后不留痕迹等临床表现，一般不难诊断荨麻疹。对怀疑自身免疫性荨麻疹的患者，可做自体血清皮肤试验。丘疹性荨麻疹大多由昆虫叮咬所引起，与本节所讲的荨麻疹不同。丘疹性荨麻疹多见于儿童及年轻女性，好发于暴露部位，在浮肿性红斑或风团基础上可出现水疱、大疱，瘙痒明显。

◆ 治疗

治疗荨麻疹以寻找并消除病因、抗过敏、对症止痒为主，可口服或肌注抗组胺药。经典的抗组胺药物如马来酸氯苯那敏（扑尔敏）、苯海拉明等，会有嗜睡等不良反应，服药后切记不能开车、不能从事高空作业等；新一代的抗组胺药物如氯雷他定、西替利嗪、依巴斯汀等，每天只需服用 1 次，且没有嗜睡等不良反应。还可用 10% 葡萄糖酸钙、硫代硫酸钠静脉注射等。如伴血压下降或喉头水肿、呼吸困难，需以肾上腺素及皮质类固醇注射。如有感染，应予抗生素治疗。外用止痒剂如炉甘石洗剂等。

痈

痈是多个相邻毛囊及其周围组织同时发生的急性化脓性炎症，也可由多个疖融合而成。

◆ 病因

中医称痈为"疽"，多由金黄色葡萄球菌感染所致。炎症常从毛囊底部开始，并向阻力较小的皮下组织蔓延，再沿深筋膜浅层向外周扩散，上传入毛囊群而形成多个脓头。由于多个毛囊同时发生感染，痈的炎症范围显然要比疖大，病变累及深层皮下结缔组织，使其表面皮肤血运障碍，甚至坏死。痈自行破溃常较慢，全身反应较重。随着时间迁延，还可能有其他病菌进入病灶形成混合感染，甚至发展为脓毒症。

◆ 临床表现

痈一般以中、老年发病居多，部分患者原有糖尿病。病变好发于皮肤较厚的部位，如在项部和背部，俗称"对口疔"和"搭背"。痈初起表现为局部小片皮肤硬肿、热痛，肤色暗红，其中可有数个凸出点或脓点，但一般疼痛较轻，多有畏寒、发热、食欲减退和全身不适。随后局部病灶的皮肤硬肿范围增大，周围呈现浸润性水肿，引流区域淋巴结肿大，局部疼痛加剧，全身症状加重。随着病变部位脓点增大、增多，中心处可坏死脱落、破溃流脓，使疮口呈蜂窝状。其间皮肤可因组织坏死呈紫褐色，但肉芽增生比较少见，很难自行愈合。延误治疗病变继续扩大加重，出现严重的全身反应。唇痈容易引起颅内化脓性海绵状静脉窦炎，危险性更大。

◆ 诊断

本病诊断不难。鉴别时可做脓液细菌培养与药物敏感试验，并要注意老年患者有无糖尿病、低蛋白血症、心脑血管病等。

◆ **治疗**

药物应用。可先选用青霉素类或复方新诺明，以后根据细菌培养和药物敏感试验结果更换敏感药物。中药选用清热解毒方剂，以及其他对症药物。有糖尿病时应注意饮食管理，并及时应用胰岛素或降血糖药以控制高血糖。

局部处理。初期仅有红肿时，可用50%硫酸镁湿敷，鱼石脂软膏、金黄散等敷贴，争取病变范围缩小。已出现多个脓点、表面紫褐色或已破溃流脓时，需要及时切开引流。

◆ **预防**

预防痈应注意个人卫生，保持皮肤清洁，及时治疗疖病，以防感染扩散。

疣

疣是由人乳头瘤病毒感染所致的皮肤增生性病变，俗称瘊子。

◆ **临床表现**

疣以寻常疣和扁平疣多见。寻常疣初起为丘疹，渐增至黄豆大小，表面角化粗糙，呈灰黄、污黄或污褐色，好发于头面、手背、手指、甲周等部位。有时疣体呈细长丝状突起称丝状疣，好发于颈部；发生在足跖部的称跖疣，由于压迫形成淡黄或黄褐色斑块，多个相邻跖疣融合称为镶嵌状疣，表面粗糙不平。患者一般无自觉不适或有轻度压痛。扁平疣好发于青少年，皮损为扁平丘疹，呈圆形、椭圆形或多角形，正常肤

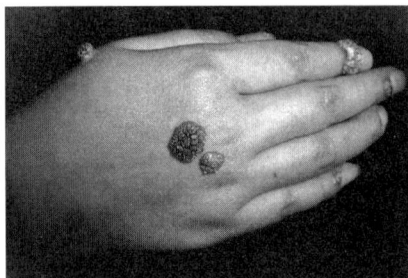

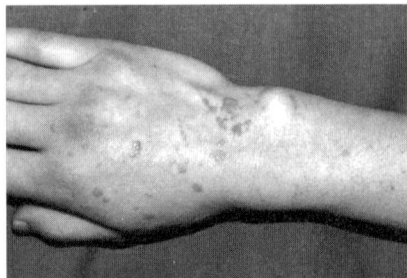

寻常疣　　　　　　　　　　　　　扁平疣

色或淡褐色，散在或密集分布，可沿抓痕呈串珠状排列，好发于面、手背或前臂。患者无自觉不适。

◆ 治疗

疣的病程缓慢，一般经 2～3 年可自行消退。在疣体消退前，疣基底部常出现瘙痒和发红。寻常疣可采用冷冻、激光、刮除术、手术等治疗，也可以外用腐蚀性化学药物治疗。扁平疣可外用具有角质剥脱作用的药物，如维 A 酸类软膏、5% 咪喹莫特膏，也可用冷冻、激光等治疗。

痣

痣泛指先天性局限性皮肤异常性改变，多在出生时即已存在，少数在生后出现，多为持久性。以黑素细胞为主的称色素痣，以血管异常为主的称血管痣（胎记），以表皮增生为主的称表皮痣等。临床上以色素痣最为常见。

◆ 表皮痣

表皮痣在初生时或幼儿期发病。皮损为浅黄或棕褐色丘疹，呈线状或带状排列，常从肢体近端向远端发展，单侧分布。呈线状排列的，又称线状表皮痣。若皮损呈疣状增生，又称疣状表皮痣。个别皮损可双侧性或分布于全身，为泛发型。表皮痣尚无理想治疗方法，可通过二氧化碳激光、电灼、手术等切除。

◆ **皮脂腺痣**

皮脂腺痣为皮脂腺组成的痣，多在出生时或生后不久出现，常见于头皮及面部。皮损为钱币大或长圆形斑块，色淡黄，其上无毛发，青春期由于皮脂腺发育增大，渐隆起成为乳头瘤状或疣状。可手术切除，也可在青春期前行电干燥或刮除术。

◆ **结缔组织痣**

结缔组织痣是真皮内胶原纤维增生所致，于生后出现，好发于腰部及臀部。典型损害为 3～5 毫米的小结节，群集或融合成斑块，皮色或淡黄色，一般不需治疗，必要时可手术切除。

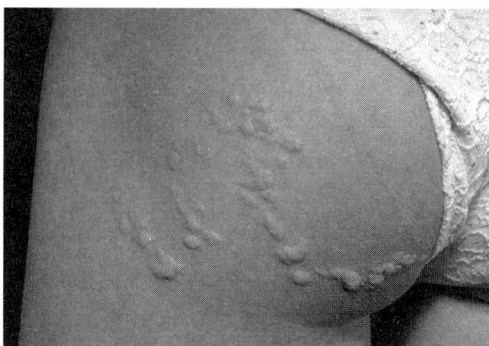

结缔组织痣

本书编著者名单

编著者（按姓氏笔画排列）

方伯言	叶霜	冯世庆	朱学骏
刘文忠	许艺民	李云程	李若瑜
李学民	杨姗杉	吴国豪	吴鸿谊
余青松	张罗	张澍	张启瑜
张建中	张革化	张嘉伟	陈蓓
陈建军	陈晓勇	邵宗鸿	林洪丽
周梁	郑亿庆	单忠艳	孟焕新
俞光岩	洪晶	徐浩	凌均棨
郭传瑸	唐毅	曹彬	斯崇文
曾玫			